Dr Alain Horvil
Dr Ronald Bo)

L'homéopathie pour ma grossesse

En douceur, naturellement !

TESTEZ éditions

■

Imprimé en France (Imprimerie Barneoud)

© **marco pietteur, éditeur**
ISBN 2-87461-060-7
Dépôt légal octobre 2009/5053/XLVI

39, avenue du Centenaire — B-4053 Embourg (Belgique)
Tél. : + 32 (0) 4 365 27 29 – Fax : + 32 (0) 4 341 29 21 • Courriel : infos@mpeditions.be

■

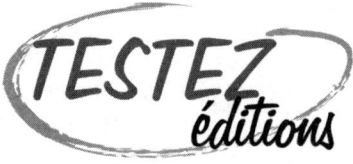

Ces nouvelles éditions, une première en langue française, car pratiques tout autant que techniques, proposent les thérapies holistiques de manière professionnelle, didactique et concrète aux particuliers désireux d'une information de qualité. Les professionnels de santé intéressés de compléter leurs connaissances y trouveront également des informations pointues et novatrices.

Des ouvrages de référence, qui vous serviront de guides au quotidien et vous permettront de constater par vous-même combien les pratiques holistiques, plus que jamais, sont des médecines d'avenir.

M. Pietteur

TESTEZ éditions

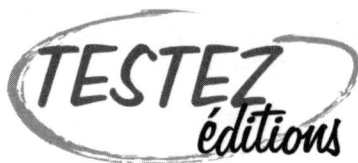

TESTEZ ... LES REMÈDES D'AMAZONIE

Dr J. SIMON – **Guérir grâce aux plantes de Poconé**

Dr J. SIMON – **Réflexion sur la cause des maladies et leur traitement**

Dr J. BORSARELLO – **Acupuncture et plantes de Poconé**

Dr B. VIAL – **Affectif des plantes de Poconé**

Dr L. BODIN – **Cancer et plantes d'Amazonie**

B. BOUHERET – **Shiatsu thérapeutique et plantes d'Amazonie**

HoméoDoc une collection de Testez éditions (marco pietteur)
SOUS LA DIRECTION SCIENTIFIQUE DU DR A. HORVILLEUR

Dr A. HORVILLEUR – **Testez l'homéopathie d'action immédiate**

Dr N. ENDERS – **Homéopathie de l'enfant**

Dr N. ENDERS – **Pharmacie homéopathique familiale**

Dr J.-P. COPPIN – Dr D. DESWARTE – **Confiez votre thyroïde à l'homéopathie**

Dr C. GAUCHER – **L'homéopathie, médecine du monde**

Dr C. VULLIEZ – **L'homéopathie pratique pour le soin de la dent**

Dr O. DUFLO-BOUJARD – **L'homéopathie pratique pour les soins de l'œil**

Dr A. HORVILLEUR – **Parle-moi de tes symptômes, je te guérirai !**

Dr R. BOYER – Dr A. HORVILLEUR – **Rhumatismes et homéopathie**

M. THÉNARD – **La santé à tout prix !**

Dr R. BOYER – Dr A. HORVILLEUR – **Spasmophilie et homéopathie**

Dr R. BOYER – Dr A. HORVILLEUR – **Maux de tête et homéopathie**

Dr J.-P. COPPIN – **Ménopause et homéo, phyto, aroma, alimentation et plantes de Poconé**

Dr A. HORVILLEUR – **Fleurs de Bach et homéopathie**

Dr J.-P. WILLEM – **100 maladies du XXIe siècle**

Dr Chr. SIMONIN – Dr A. HORVILLEUR – **L'intelligence du vivant**

NutriDoc une collection de Testez éditions (marco pietteur)

J.-P. CURTAY – **Nutrithérapie**

R. MASSON – **Robert Masson – Conseils nutri (DVD)**

Dr Chr. Tal SCHALLER – **Diététique du 21e siècle**

R. MASSON – **Dérives nutritionnelles et comportement suicidaire**

COLLECTION RÉSURGENCE

Une série de textes d'observations comme instrument concret de recherches et d'analyses des diverses facettes de l'autre médecine.

Dr A. VAN DEN BURG
Magnétothérapie

F.-A. POPP
Biologie de la lumière

R. CANNENPASSE & J-M. DANZE
Précis de Bioélectro. L.C. Vincent

R. CANNENPASSE-RIFFARD
Biologie, Médecine & Physique quantique

Dr P. MEIER
Les Trois Visages de la Vie

Pr F. CAZZAMALI
Le Cerveau émetteur

J-C. PEREZ
L'ADN décrypté

A. DESTRE & Dr B. BOUFFLERS
Le Profil astro-homéopathique

Dr G. LIPPERT
Médecine douce des Animaux

R. SANTINI
Téléphones cellulaires, Danger ?

Pr NGUYEN TAI THU
Sémiologie thérapeutique et Analgésie en Acupuncture

Dr E. ANCELET
Pour en finir avec Pasteur

Dr G. GARCIA GARCIA
Biotypologie homéo. en Méd. Dentaire

I. KARGER
Les 12 Sels de Schüssler

Dr L. VANNIER
La Typologie et ses applications thérap.

C. COULTER
Portraits remèdes homéopathiques (3 t.)

Dr A. TAFFIN
Silhouette minceur Méd. douces

R. SANTINI
Guide européen pollutions électromagn.

Dr F. MACHINAL
Astrologie au service du praticien homéo.

A. DESTRE
Psycho., Astro. & Pratique

Dr R. VERGINI
Vertus curatives du Magnésium

H.L. KÖNIG & H.D. BETZ
Radiesthésistes & Sourciers

Dr B. BOUFFLERS
La Dent - Symbolisme & Homéo.

Dr O. A. JULIAN
Matière Méd. Biothérapiques-Nosodes

Actes de Colloque, Parlement européen, Bxl, juin 2000
Téléphonie mobile. Effets potentiels des ondes électromagnétiques haute fréqu.

Dr G. LIPPERT
Les Corps Cathédrales

S. SIMON et M. VERCOUTÈRE
Vaccin Hépatite B

S. SIMON
Exercice illégal de la Guérison
[études de Kiel & Tübingen]
Amalgames dentaires

S. de RUTTER
Esthétique naturelle (2 tomes)

Dr C. KREBS
Une conception révolutionnaire art de guérir – La Kinésiologie.

J.-M. DANZE, P. LE RUZ, M. BOUSQUET, B. LOUPPE
L'habitat sain ?

R. LOGAN
Le traitement homéopathique de l'eczema

Dr J. RIVERE
Les correspondances graphologiques en Homéopathie

Dr O. A. JULIAN
L'Homéo. ... urgences médicales

J. MILLEMANN & Ph. OSDOIT
Homéopathie vétérinaire

C. SMITH & S. BEST
L'Homme électromagnétique

B. CHARTON
Napoléon, empoisonné arsenic!

E. BOTBOL
Climat, Santé et Homéopathie

Pour être tenus informés de nos nouvelles publications, envoyez vos coordonnées à :
marco pietteur éditeur,
39, avenue du Centenaire,
B-4053 Embourg, Belgique
Tél. : + 32 (0) 4 365 27 29
Fax : + 32 (0) 4 341 29 21
Courriel : infos@mpeditions.com
www.resurgence.be

Préambule

La grossesse est une question que vous posez à la vie.

Ce bébé qui se développe en vous, vous désirez l'aider avant même son premier cri. L'homéopathie, thérapeutique efficace et sans danger, peut vous assister tout au long de ces neuf mois privilégiés, sans contre-indication ni pour vous ni pour l'enfant que vous portez.

Vous aimeriez savoir ce qui va vous arriver, en particulier si votre bébé sera normal. Lisez ce livre, vous y trouverez toutes les réponses, avec en plus la certitude d'être une mère en phase avec l'une des thérapeutiques les plus appréciées de notre époque.

Qu'est-ce que l'homéopathie ?

Lorsque vous êtes malade, votre organisme cherche à retrouver son équilibre naturel. Il tente, par tous les moyens, de vous ramener à l'état de santé. Il y parvient très souvent sans aide extérieure et, au bout de quelques jours, vous vous sentez guérie. Parfois les défenses naturelles sont submergées et il vous faut avoir recours à des médicaments.

Que choisir dans ces circonstances, la médecine allopathique, c'est-à-dire « classique », « officielle », « courante », ou la médecine homéopathique ?

La médecine classique représente un traitement de force. Ses médicaments savent détruire vos agresseurs, remplacer les éléments qui vous manquent ou diminuer ceux qui sont en trop grande quantité. Elle est parfois indispensable et peut, dans certains cas, être prise en même temps que le traitement homéopathique.

La quantité de produit chimique nécessaire pour agir est souvent proche de la dose toxique, c'est pour cela qu'on observe parfois des effets indésirables, en particulier des allergies, ou que le médecin pose des contre-indications au traitement, spécialement pendant une grossesse.

L'homéopathie, thérapeutique « énergétique », est votre alliée naturelle. Elle est capable de faire réagir votre organisme, de lui redonner l'avantage, en n'utilisant qu'une très légère stimulation.

Deux principes fondamentaux la définissent : le principe de similitude et l'infinitésimal.

Le principe de similitude

Le principe de similitude correspond à une loi universelle de la nature. Déjà mise en évidence par Hippocrate, quatre siècles avant Jésus-Christ, elle a été systématiquement étudiée par Samuel Hahnemann (1755-1843), le fondateur de la médecine homéopathique. Elle énonce qu'il y a une ressemblance entre l'action toxique et le pouvoir thérapeutique d'une même substance. Les troubles présentés par une personne malade sont guéris par la substance capable de provoquer des troubles comparables chez une personne en bonne santé. Le médecin homéopathe recherche non seulement vos symptômes mais également les modifications de votre manière d'être et de réagir depuis le début de votre maladie. En possession de ces renseignements, il détermine la substance capable d'entraîner des perturbations identiques à celles que vous ressentez. Cette substance, prise à dose infinitésimale, va vous guérir.

Vous vous plaignez d'une toux grasse, incessante, et de sifflements dans la poitrine ; vous avez des nausées, une salivation importante et, malgré ces troubles digestifs, votre langue est normale. Ce tableau correspond à votre manière de faire votre propre maladie (un asthme, dans l'exemple retenu). Or il existe une substance capable de provoquer un tableau identique sur des personnes en bonne santé, il s'agit de l'ipéca, une plante brésilienne. Les deux tableaux sont superposables : un traitement homéopathique à base d'*Ipeca* va donc faire disparaître vos symptômes.

L'infinitésimal

Si l'on vous donnait de l'ipéca en quantité importante, on ne ferait qu'aggraver votre état, puisqu'aux symptômes de la maladie s'ajouteraient ceux de l'intoxication par l'ipéca. Pour supprimer les effets nocifs, il suffit de réduire la quantité de médicaments jusqu'à des dilutions extrêmes. On constate alors que les doses infinitésimales ont une efficacité plus nette que la substance de base.

La préparation des médicaments homéopathiques

Les médicaments homéopathiques sont préparés à partir de substances appartenant aux règnes animal, végétal et minéral.

Les végétaux et les substances animales sont d'abord mis dans un mélange d'eau et d'alcool. La macération ainsi obtenue est appelée *Teinture Mère*. Il ne s'agit pas encore d'une *dilution* mais de la substance de base elle-même, celle qui est capable de provoquer les symptômes.

La dilution proprement dite commence lorsqu'on mélange une partie de cette Teinture Mère (désignée par T.M.) dans 99 parties de solvant (eau + alcool). La dilution est alors au 1/100, elle est appelée *première Centésimale Hahnemannienne* ou « 1 CH ». En prenant une partie de cette 1 CH et en l'ajoutant à 99 parties de solvant on parvient à la *deuxième Centésimale Hahnemannienne*, ou 2 CH, qui correspond donc à une dilution de la Teinture Mère au 1/10 000. On peut atteindre ainsi progressivement la dilution désirée. En France on monte jusqu'à la 30 CH (1/10000000…0000, il y a 60 zéros !).

Il existe, en outre, un temps capital sans lequel le médicament homéopathique n'agit pas, la *dynamisation*. Elle consiste à secouer énergiquement le flacon entre chaque dilution (chaque changement de « CH »).

Comment prendre les médicaments homéopathiques ?

Les médicaments homéopathiques se présentent sous différentes formes. Les plus courantes sont les tubes de granules et les doses de globules. Il existe également des gouttes (généralement pour les mélanges) et une présentation en poudre, nommée *trituration*. Toutes les autres formes médicamenteuses peuvent être spécialement préparées si nécessaire.

Les granules et les globules sont de petites sphères de saccharose-lactose qui servent de support au médicament homéopathique. On les laisse fondre sous la langue. Les granules sont utilisés quand la prise du médicament doit être répétée régulièrement, les doses de globules servent aux prises espacées. Ces granules et globules sont imprégnés de la substance médicamenteuse dont le nom est indiqué sur l'étiquette.

Il est recommandé de ne pas les toucher avec les doigts. Le bouchon des tubes de granules vous permet de prendre 3 ou 5 granules assez facilement. Le nombre de granules que vous laissez fondre sous la langue est moins important que le nombre de fois où vous prenez le médicament. Quant aux doses de globules, elles doivent être mises en entier directement dans la bouche.

L'interdiction de la menthe, considérée par certains comme un antidote du traitement, est moins formelle qu'on ne le dit. Le médicament homéopathique pénètre dans l'organisme par l'intermédiaire des vaisseaux sanguins situés sous la langue. La menthe a un petit effet vasoconstricteur (elle est capable de diminuer le diamètre des vaisseaux), ce qui peut ralentir le passage du médicament, sans toutefois annuler son action. Il est préférable, par principe, de prendre les granules loin des prises de menthe et également loin des repas.

Enfin, il est conseillé de conserver les tubes dans des endroits où ils ne sont pas en contact avec des produits volatils qui pourraient dénaturer le médicament, tels que camphre, parfums, etc.

Les dilutions habituellement prescrites par le médecin sont 4, 5, 7, 9, 12, 15 et 30 CH. Si la dilution est basse (4 ou 5 CH) la prise sera fréquente, parfois même elle aura lieu toutes les heures. Les dilutions 15 ou 30 CH sont généralement données sur une base hebdomadaire, voire mensuelle. En règle générale, si vous désirez vous soigner seul(e), dans des cas simples, il est préférable d'utiliser des dilutions moyennes, 7 ou 9 CH, trois granules à prendre deux ou trois fois dans la journée.

Il n'y a aucun effet toxique à redouter lorsqu'un enfant avale un médicament homéopathique pour s'amuser. Cependant, par précaution, téléphonez à votre médecin homéopathe si la dilution est inférieure à 4 CH.

Principales maladies traitées par l'homéopathie

Les indications de l'homéopathie sont nombreuses. On peut citer:

- les allergies;

- les troubles circulatoires (jambes lourdes ou enflées, fragilité des vaisseaux, engelures, hypertension ou hypotension artérielle, palpitations, etc.);

- les maladies infectieuses courantes (grippe, rhumes, otites, rhino-pharyngites, angines, sinusites, bronchites, etc.);

- les maladies éruptives de l'enfance;

- les maladies de peau (urticaire, eczéma, verrues, psoriasis, furoncles, etc.);

- les troubles digestifs (nausées, vomissements, diarrhée, constipation, hémorroïdes, ulcères gastrique ou duodénal, hépatite virale, rectocolite, colite spasmodique, etc.);

- les migraines et maux de tête divers;

- la spasmophilie;

- les troubles gynécologiques (règles irrégulières ou douloureuses, kyste de l'ovaire, mastose, ménopause);

- les maladies dites « fonctionnelles », dont les troubles ne sont pas dus à la lésion d'un organe mais à son mauvais fonctionnement (la crise de foie en est un bon exemple);

- les maladies nerveuses à type d'angoisse, d'anxiété, de dépression, d'insomnie, d'excitabilité, de troubles du caractère;

- les petits traumatismes de la vie quotidienne (plaies, contusions, etc.);

- la préparation des sportifs et le traitement des petits incidents de la vie sportive;

- et, bien sûr, les rhumatismes (et les troubles qui en découlent).

Cette liste n'est pas limitative.

Qui peut être soigné par l'homéopathie ?

L'homéopathie s'occupe de tous les âges de la vie, du nourrisson au vieillard, de toutes les conditions physiques, y compris la grossesse. Également de toutes les espèces : de nombreux vétérinaires utilisent l'homéopathie, quelle que soit la taille des animaux.

L'aggravation médicamenteuse

Quand le traitement homéopathique commence à agir, il arrive que les symptômes augmentent légèrement en intensité. Ceci est toujours un très bon signe d'activité des médicaments, même si certaines personnes ont des réactions un peu plus fortes que d'autres.

Le traitement de fond

La notion de traitement de fond est capitale. Il existe, chez chaque personne, un « terrain » particulier. Lorsque celui-ci est affaibli, les défenses de l'organisme ne se font pas correctement. Un traitement de fond est alors institué par le médecin. Au-delà des symptômes locaux (passés et présents), il prend en compte l'individu dans sa totalité. Pour le médecin homéopathe : « Il n'y a pas de maladies, il n'y a que des malades. »

La grossesse

●●●●●○

Vous êtes enceinte

Les signes d'appel de la grossesse

Le premier signe est la non réapparition des règles, encore appelée « *aménorrhée* », et qui peut éventuellement ne pas être remarquée par des femmes réglées irrégulièrement[1].

Les personnes qui observaient autrefois la méthode des températures avaient un autre signe à leur disposition, la persistance du plateau thermique. Dans la deuxième partie du cycle menstruel (après l'ovulation), il y a toujours une montée de la température de quelques dixièmes de degrés, puis un retour à l'état antérieur s'observe en fin de cycle si les règles doivent revenir. En cas de grossesse le plateau se maintient.

Parfois on note l'apparition de nausées (chez deux femmes sur trois), de vomissements, de salivation, de besoins fréquents d'uriner, d'un peu de constipation. Les seins gonflent, deviennent lourds. Il peut y avoir également quelques troubles du sommeil et de la lassitude.

Ces signes, lorsqu'ils apparaissent ensemble, annoncent la possibilité d'une grossesse, mais en eux-mêmes ils ne sont pas suffisants pour l'affirmer catégoriquement. Des examens complémentaires sont donc nécessaires.

Confirmation

Le diagnostic chez vous

Vous pensez être enceinte, et, pour toutes sortes de raisons, vous voulez en avoir rapidement confirmation. Les *tests de grossesse* vendus en pharmacie sont fiables. Ils permettent un diagnostic précoce, dès la fin de la deuxième semaine de grossesse, c'est-à-dire après seulement un ou deux

---

1. Il peut également y avoir des règles pendant un mois ou deux chez une femme réellement enceinte.

jours de retard de règles. Quelques gouttes d'urine, un réactif facile d'emploi, et le test vous dit en deux ou trois minutes s'il y a présence de l'hormone de grossesse.

Les examens complémentaires

Il peut arriver cependant que la réponse au test du commerce ne soit pas franche. Allez voir votre médecin : s'il le juge nécessaire il demandera des examens plus approfondis : dosages hormonaux et peut-être une échographie.

On peut, par des examens d'urine ou de sang (faits en laboratoire et remboursés par la Sécurité sociale française), rechercher une hormone qui apparaît dès le début de la grossesse, *l'hormone chorionique gonadotrope* ou H.C.G. (autrefois appelée *prolan B*), sécrétée par le placenta.

Les réponses à ces tests sont de plus en plus précoces, parfois après un seul jour de retard de règles.

Dans certains cas une *échographie* (voir page 24) est nécessaire, elle permet d'affirmer qu'il y a bien grossesse, et d'évaluer :
– l'implantation de l'œuf dans la cavité utérine,
– la situation du placenta,
– la longueur de l'embryon,
– la bonne santé de l'embryon,
– le cas échéant le nombre d'embryons.

Êtes-vous préparée pour la grande nouvelle ?

Vous êtes effectivement enceinte. Les gestes et les mots que vous échangez avec le futur père sont ceux que vous avez toujours espérés. La joie n'en est que plus intense. Les larmes n'y changent rien. Vous commencez à penser à la layette ? À un prénom ? C'est bien.

Le terme

Voulez-vous calculer vous-même la date présumée de votre accouchement ? Voici une règle simple, applicable aux femmes habituellement bien réglées :

• date de l'accouchement = premier jour des dernières règles + 10 jours – 3 mois.

La croissance du bébé

Il est encore embryon

Le stade embryonnaire correspond aux deux premiers mois de l'évolution. Voici comment elle se fait.

LE PREMIER MOIS		
Jours	Taille (mm)	
18	1	
22	2	Ébauches auditives, optiques et contractions de l'ébauche cardiaque.
26	4	Développement des bras et de la face.
32	7	Développement des jambes et apparition des cavités du cœur.

LE DEUXIÈME MOIS		
Jours	Taille (mm)	
38	11	Développement des poumons, du cerveau, des mains et des intestins.
44	17	Développement de la bouche; les muscles se forment.

Il devient fœtus

Bébé a pris du grade. Il devient fœtus, c'est-à-dire quelqu'un de complètement formé.

MOIS	POIDS (G)	TAILLE (CM)
2	10	
3	45	3
4	200	11
5	500	25
6	1100	31
7	1700	40
8	2500	45
9	3300	50

Son cœur exécute, tout à fait normalement, entre 120 et 140 battements à la minute, à partir de la septième ou huitième semaine.

Les annexes

Les annexes correspondent à toutes les parties de l'œuf extérieures à l'embryon. Leur présence est absolument nécessaire au bon déroulement de la grossesse.

Le placenta

Le placenta est une formation en « disque », implanté dans l'utérus, au niveau où la nidation s'est produite. C'est par son intermédiaire que se font les échanges entre le bébé et sa maman. Les éléments nutritionnels y arrivent et les déchets en partent.

Le placenta produit des hormones assurant l'équilibre de la grossesse, notamment l'hormone chorionique gonadotrope (H.C.G.) que l'on recherche dans divers tests de grossesse (voir page 17).

Le placenta peut laisser passer des éléments nocifs, notamment certains médicaments, certains virus et l'alcool (voir page 35). Ceci veut dire qu'une femme enceinte doit avoir une vie aussi calme que possible, consulter (ou au moins téléphoner au médecin) en cas d'infection même apparemment banale, et donner la préférence à l'homéopathie à chaque fois qu'un traitement est nécessaire.

Le cordon ombilical

Le cordon ombilical relie le bébé au placenta. Il contient deux artères et une veine. Les artères servent à éliminer les déchets. La veine part du placenta et apporte au fœtus les éléments nécessaires à son développement.

Au moment de la naissance le cordon mesure environ 50 centimètres. Il peut parfois s'enrouler autour du cou de l'enfant pendant l'accouchement, c'est ce que l'on appelle le *circulaire du cordon*. Les accoucheurs savent résoudre à temps ce petit problème mécanique.

La cavité amniotique

La cavité amniotique est une poche qui entoure votre bébé et qui est remplie d'un liquide dans lequel il baigne complètement (elle est apparue aux environs du quinzième jour de la grossesse). Elle le protège contre les chocs. Il y flotte comme en apesanteur. De manière tout à fait normale et habituelle il avale le liquide amniotique et y déverse son urine.

Au moment de l'accouchement, la cavité amniotique contient environ un litre de liquide. C'est lors de sa rupture que l'on parle de « perdre les eaux », rupture encore appelée « rupture de la poche des eaux ».

La surveillance de la grossesse par le médecin

Autrefois, la parturiente et la sage-femme étaient seules concernées par la grossesse. Les médecins ne s'occupaient que des éventuels accidents. Aujourd'hui on insiste sur les examens médicaux réguliers qui donnent plus de sécurité. Pour autant, la grossesse n'est pas une maladie, le médecin se doit de participer à cet événement aussi bien sous l'angle de la préparation à la naissance que sous celui de la surveillance technique.

Les homéopathes-accoucheurs sont rares. Il va vous falloir sans doute une double consultation. Nous vous recommandons de voir systématiquement l'homéopathe en début de grossesse et au début du neuvième mois, et bien sûr en cas de besoin.

La consultation chez l'accoucheur (ou chez le généraliste ayant une compétence en obstétrique) doit :

• être mensuelle jusqu'au septième mois,

• ensuite avoir lieu tous les quinze jours jusqu'à l'accouchement.

S'il vous arrive d'être malade pendant votre grossesse, vous vous demanderez, même à propos d'une maladie bénigne comme la grippe, si elle peut avoir des conséquences sur votre bébé. Pour la plupart des maladies infectieuses, il n'y a rien à craindre. Cependant un problème peut survenir en cas de *rubéole* (voir page 110) ou de *toxoplasmose* (voir page 114).

Si vous étiez déjà porteuse d'une maladie (diabète, arthrite, maladie du cœur, cancer, maladie sexuellement transmissible) avant d'être enceinte, vous vous posez sans doute la même question. Vous voulez également savoir si vous pouvez mener votre grossesse à terme, enfin si votre maladie va se trouver aggravée après l'accouchement. Il n'y a que des réponses cas par cas : le mieux est de demander à votre médecin.

Au cours du premier trimestre

L'examen médical proprement dit comporte :

• la prise de la *tension artérielle*, souvent un peu basse pendant la grossesse ;

• la pesée ;

- l'examen des seins ;

- la mesure de la hauteur de l'utérus, qui est évidemment variable en fonction de la date de la première consultation ;

- l'auscultation des bruits du cœur (celui de la maman, et celui du bébé si l'examen a lieu après la huitième semaine).

L'examen gynécologique :

- permet d'apprécier la taille et la bonne position de l'utérus, ainsi que l'état du col (qui est souvent plus mou que d'habitude) ;

- recherche les kystes ovariens, fréquemment retrouvés mais sans gravité ;

- se termine par un « frottis vaginal » de dépistage du cancer (exceptionnellement positif).

Le médecin recherche les facteurs favorisant une grossesse à risque (heureusement très rares) :

- antécédents de diabète, chez la mère ou dans la famille ;

- antécédents d'hypertension artérielle ou de phlébite ;

- anciennes interventions chirurgicales, notamment sur l'utérus ;

- les éventuelles fausses couches spontanées ou interruptions volontaires de grossesse ;

- la contraception antérieurement utilisée ;

- la régularité du cycle.

Lors du premier examen prénatal, le médecin remplit une *déclaration de grossesse* qui permet l'établissement du carnet de maternité et l'ouverture des prestations sociales. Ce document doit être remis à l'administration avant la fin du troisième mois.

Vous profiterez certainement de cette première visite pour poser de nombreuses questions à votre médecin, surtout si vous êtes enceinte pour la première fois. N'ayez aucune hésitation : d'autres femmes ont posé les mêmes questions avant vous.

Certaines recherches complémentaires sont effectuées :

- état de l'immunité vis-à-vis de la *rubéole* et de la *toxoplasmose* ;

- étude de la compatibilité des facteurs rhésus (voir page 105) des deux parents.

À ce stade de la grossesse vous aurez envie, même en apprenant que tout va bien, de protéger votre bébé, de préparer sa venue au monde. L'homéopathie peut répondre à cette demande (voir page 57, Bio-eugénique prénatale).

Au cours du deuxième trimestre

Le médecin mesure la hauteur de l'utérus à l'aide d'un centimètre de couturière (voir le tableau ci-après), examine le col utérin, écoute le cœur du bébé. Il prend la *tension artérielle*, fait un examen d'urine à la recherche du *sucre* et de l'albumine. Il demande une *échographie* qui lui permet de constater l'évolution normale de la grossesse.

Hauteur utérine

La hauteur utérine correspond à la distance entre la partie supérieure de l'os du pubis et le fond utérin que l'on sent à la palpation.

HAUTEUR (EN CM)	
4 ½	À l'ombilic
5	20
6	23
7	26
8	30
9	33

Au cours du troisième trimestre

L'examen comporte :

- la prise de la *tension artérielle* ;

- la recherche de l'albumine et du *sucre* dans les urines ;

- le calcul de la prise de poids, qui ne doit pas excéder douze kilogrammes à la fin de la grossesse (si vous dépassez cette limite, réduisez les rations tout en conservant un bon équilibre alimentaire) ;

- la recherche d'éventuels *œdèmes*, c'est-à-dire de rétention d'eau, notamment dans les jambes ;

- la vérification de la hauteur de l'utérus ;

- l'examen de la position du bébé et l'écoute de son cœur ;

- une échographie si nécessaire ;

- à cette période on compare la taille du bébé avec celle du bassin afin de prévoir le type d'accouchement.

Des examens utiles

La plupart du temps la grossesse se déroule sans problème. Il peut arriver toutefois que des précautions soient nécessaires, qu'il faille « médicaliser » la surveillance.

L'échographie

L'échographie est un examen indolore et sans danger, aussi bien pour la mère que pour l'enfant, elle est d'ailleurs devenue obligatoire. Le principe est le même que celui du sonar des bateaux. L'appareil émet des ultrasons qui sont réfléchis par les différents tissus et reviennent en « écho ». Ces échos permettent de construire sur un écran une image que l'on pourra photographier.

L'échographie est pratiquée à tous les stades de la grossesse et, vu son innocuité, peut être répétée autant de fois que nécessaire.

En début de grossesse, dès la sixième semaine de retard de règles, on peut voir l'embryon dans son « sac » ; on détermine sa taille, sa forme ainsi que sa position dans l'utérus ; on peut savoir s'il y a grossesse unique ou présence de jumeaux. On étudie également la situation du placenta.

L'échographie permet de se faire une idée de la vitalité du bébé en observant ses battements cardiaques (dès la septième ou huitième semaine) et en observant ses mouvements.

On fait parfois, lors de cette étape, le diagnostic de grossesse extra-utérine (l'embryon est placé sur un des organes voisins de l'utérus). Heureusement ceci est très rare[2].

Du troisième au sixième mois, l'échographie permet de mesurer la tête et le tronc du fœtus. On peut ainsi donner son âge exact, donc prévoir la date de l'accouchement à une dizaine de jours près. On voit la tête du bébé, volumineuse par rapport au reste de son corps (ce qui est normal), ses membres

---

2. Une femme qui a un léger retard de règles, quelques vagues douleurs abdominales et des pertes de couleur brune comme le chocolat doit consulter d'urgence un médecin : il peut s'agir d'une grossesse extra-utérine.

dans leur totalité, ainsi que sa colonne vertébrale. On peut le voir sucer son pouce et bouger. Dès cinq mois et demi de grossesse vous pourrez, si vous le désirez, connaître le sexe de votre enfant.

C'est à ce moment que le médecin peut éventuellement détecter une malformation importante incompatible avec la vie.

Au cours du troisième trimestre vous aurez tous les renseignements sur votre futur accouchement. On vérifie la maturité du fœtus, la localisation du placenta (voir *Annexes*, page 20), son épaisseur et son volume ainsi que la présence des battements du cœur.

On note la *présentation* (c'est-à-dire la position dans laquelle se trouvera le bébé au moment de naître), les diamètres respectifs du bassin et de la tête du bébé.

Si on vous fait une échographie, regardez l'écran. Vous aurez ainsi l'occasion d'apercevoir les contours, le cœur, la position et les mouvements de votre bébé.

L'amniocentèse

Cet examen permet de mettre en évidence certaines anomalies chromosomiques comme la trisomie 21 (autrefois appelée « mongolisme »), grâce à l'étude des cellules contenues dans le liquide amniotique (le liquide dans lequel baigne en permanence le bébé). Il s'agit de prélever un peu de ce liquide à l'aide d'une fine aiguille passant à travers l'abdomen et la paroi utérine. Les cellules ainsi recueillies proviennent de la desquamation naturelle de sa peau.

Les médecins pratiquent cet examen avec adresse, cependant il n'est pas anodin (1 % de complications d'après des recherches faites à l'université de Californie de Los Angeles). En début de grossesse (il se fait vers la seizième semaine), on le réserve à toutes les mères de plus de 37 ans et demi. On le fait également si un précédent enfant est porteur d'une anomalie chromosomique[3], ou en cas de maladie familiale transmissible. En fin de grossesse, il peut être utile pour savoir si les poumons d'un enfant qui doit naître prématurément sont aptes à faire leur travail et également pour surveiller une grossesse à risque (incompatibilité *Rhésus*, voir page 105). Le résultat vous est donné trois semaines après le prélèvement.

En outre, cet examen vous annonce ou vous confirme, si vous le demandez expressément, le sexe du bébé.

---

3. Les chromosomes sont des bâtonnets microscopiques que l'on retrouve dans le noyau de toutes les cellules. Ils sont porteurs des caractères héréditaires de chaque être humain.

L'amnioscopie

Il s'agit, cette fois, d'observer le liquide amniotique à travers la poche des eaux, grâce à un petit tube lumineux introduit dans l'orifice du col de l'utérus. La technique est simple, sans danger, et couramment utilisée dans la surveillance des grossesses à terme dépassé, c'est-à-dire lorsque l'accouchement ne s'est pas déclenché à la date prévue, et ceci lorsque l'on suspecte une rupture prématurée des membranes ou que l'on craint une souffrance du bébé.

La fœtoscopie

La fœtoscopie est un examen très rarement nécessaire, et pratiqué seulement dans quelques centres hospitaliers. Le médecin introduit un petit tube dans la cavité utérine afin de voir directement le bébé, ce qui lui permet de découvrir certaines malformations non décelables par les autres moyens. Le matériel est à peu près le même que celui utilisé pour l'amnioscopie mais, au lieu de regarder le liquide amniotique, on examine directement le bébé.

La radiologie

Afin d'éviter tout risque d'irradiation du fœtus pendant la période de formation des organes, la radiologie n'est pas pratiquée au début de grossesse. Si vous devez être radiographiée pour une raison quelconque et si vous pensez être enceinte, signalez le fait dès votre arrivée chez le radiologue.

Au troisième trimestre, des radiographies sont parfois nécessaires pour étudier la présentation. À cette époque de la grossesse elles sont sans danger. Deux examens peuvent être ordonnés : la *radiographie du bébé* et la *radio-pelvimétrie*.

La radiographie du bébé

Le médecin demande parfois une radiographie afin d'étudier les points d'ossification de certains os et d'évaluer ainsi l'âge exact du fœtus ; par la même occasion il peut connaître sa position dans l'abdomen.

La radiopelvimétrie

Il s'agit de réaliser des radiographies du bassin de la maman, pour connaître très précisément ses dimensions et déterminer de ce fait si la progression de l'enfant pourra se faire normalement lors de l'accouchement. Cet examen est pratiqué systématiquement si le médecin détermine une présentation « en siège » (les fesses passant en premier et la tête en dernier). Dans ce cas ne désespérez pas, un retournement est toujours possible jusqu'à la veille de l'accouchement.

Les changements de votre corps

Toute la famille se prépare à l'arrivée du bébé (d'une certaine manière il est déjà présent puisqu'il partage votre biologie). Le papa est intrigué et content. Les aînés, s'il y en a, montrent leur impatience, une certaine fierté, et, tout en se préparant à leurs futures responsabilités, vous posent des questions, notamment sur votre ventre qui s'arrondit.

Vous ressentez une série de modifications physiques et psychologiques, et aussi parfois quelques petits inconvénients dus au changement d'imprégnation hormonale, à l'accélération de votre cœur, à l'augmentation du volume sanguin. Vous vous demandez si tout va bien.

Au cours du premier trimestre

Le premier trimestre de la grossesse est une période un peu agitée où vous pouvez avoir des *nausées*, des *vomissements* (surtout le matin), des *troubles de l'appétit* (qui peut être diminué ou augmenté, avec certaines envies sans signification particulière), de la *constipation*, un besoin d'uriner fréquemment, une *somnolence* ou de l'*insomnie*, un gonflement et de la tension dans les seins, ainsi qu'une *fatigue* plus ou moins intense.

Tout va bien. De simples précautions (ne gardez pas le matin l'estomac vide, fractionnez vos repas en grignotant dans la journée, faites de l'exercice, reposez-vous au maximum, dormez autant que nécessaire), et aussi des médicaments homéopathiques vous aideront à contrôler cet état.

Au cours du deuxième trimestre

Le deuxième trimestre est la période la plus calme et la plus agréable de la grossesse. Vous êtes moins fatiguée ; les petits maux s'estompent. Et surtout, vers la seizième semaine, survient un événement très attendu et rassurant : les mouvements du bébé. Un léger frémissement d'abord, qui devient ensuite un réel coup de talon ou de coude. Vous demandez au papa de mettre la main sur votre ventre, afin qu'il partage votre émotion. Vous risquez quelque commentaire tout à fait classique sur la future profession du bébé : « footballeur ». Vous venez d'entrer dans la deuxième partie de votre grossesse.

Au cours du troisième trimestre

Votre ventre s'épanouit et vous en êtes fière. Vos seins sont tendus ; ils vont bientôt élaborer un lait parfaitement dosé et à température idéale, et sont en train de s'y préparer. C'est le moment où peuvent apparaître des *vergetures*, des *varices* et le fameux *masque de grossesse*. (Voir page 28.)

À ce stade vous avez peut-être un *appétit vorace*. Soyez prudente : vous avez besoin d'un régime adapté et non de « manger pour deux ».

Vous commencez à vous demander si tout se passera bien. Votre obstétricien vous a déjà rassurée. Un autre élément positif : vous avez choisi l'homéopathie pour vous aider. Le reste est affaire de patience. Pensez plutôt à sa layette, à ses premiers jouets, à l'organisation de sa chambre…

Votre vie de tous les jours

Priorité à l'esthétique

Votre peau

Au cours de la grossesse votre corps va évoluer. En regardant leur visage certaines pensent qu'elles sont laides : quand vous êtes devant votre glace, regardez surtout la mère que vous êtes. Au besoin sortez vous acheter quelque chose et vous vous sentirez mieux.

○ Le masque de grossesse

Le masque de grossesse, ou « chloasma », correspond à une augmentation de la pigmentation de la peau. Il disparaît après l'accouchement. Il convient cependant d'éviter les expositions au soleil (qui risquent de l'accentuer), ainsi que les crèmes à base de bergamote et celles qui pourraient créer des réactions allergiques.

○ Les vergetures

Les vergetures sont dues à une distension, voire à une déchirure, des tissus de soutien de la peau. Elles sont favorisées par l'augmentation des hormones surrénales, hormones sécrétées par de petites glandes situées au-dessus des reins. Les vergetures sont malheureusement indélébiles.

On peut prévenir leur apparition en surveillant le poids, en entretenant la musculature (particulièrement celle de la poitrine et du ventre) à l'aide d'une gymnastique quotidienne adaptée, et aussi grâce à un traitement homéopathique (voir page 119). Il est également conseillé d'appliquer une crème nourrissante et assouplissante sur les régions où la peau risque de se distendre, avant tout le ventre et les seins.

○ Le bronzage

Le bronzage est une réaction de défense de la peau vis-à-vis des rayons solaires. De trop fréquentes expositions au soleil font vieillir la peau, favorisent certaines maladies cutanées, y compris le cancer, tout le monde le sait maintenant. Bronzez sans exagération, en utilisant une crème de protection « écran total ».

Votre poitrine

Quelques semaines après la conception, vos seins deviennent un peu plus tendus, les mamelons s'érigent, leurs aréoles foncent.

Vos seins atteignent leur taille maximale au troisième mois. Portez en permanence un soutien-gorge de qualité et bien adapté à votre conformation.

Vos jambes

Des varices peuvent apparaître ou s'aggraver pendant la grossesse. Aucun traitement médical ne peut les faire disparaître, on peut seulement traiter les symptômes gênants. Par contre, elles régressent spontanément après le premier ou le deuxième accouchement.

Il faut tout mettre en œuvre pour empêcher leur apparition, surtout s'il existe des antécédents familiaux ou des facteurs favorisants comme la prise habituelle de pilule. Il est nécessaire de boire quotidiennement un litre et demi de liquide au minimum, d'éviter les chaussettes, les bas et les pantalons serrés. Ne vous exposez pas au soleil pendant des heures. Surélevez vos jambes aussi souvent que possible et faites de la marche à pied. Vous éviterez ainsi les lourdeurs, les jambes enflées, l'aggravation des troubles circulatoires.

Les vêtements

Les vêtements de grossesse ne sont pas toujours réussis. Évitez cet uniforme de maternité, qui n'a rien de vraiment féminin et d'ailleurs ne vous servirait pas longtemps. Choisissez des vêtements larges, dans lesquels vous vous sentirez à l'aise, un panty un peu résistant (la ceinture de grossesse n'est pas indispensable). Quant au talon de vos chaussures, il doit être « raisonnable ».

L'alimentation

Peut-être vous a-t-on dit qu'une femme enceinte doit prendre du poids, mais songez à plus tard :

– Si votre enfant naît un peu gros, l'accouchement posera des problèmes.

– Il risque de devenir par la suite un enfant ou un adulte obèse, voire diabétique.

– Pensez aussi à vous : avez-vous vraiment envie de garder des kilos en trop ?

L'augmentation de poids en fin de grossesse est en moyenne de 12 kilos. Essayez de ne pas dépasser ce chiffre.

Ne mangez pas pour deux : votre bébé puise dans vos réserves ce dont il a besoin et pas plus. Il trouve ainsi suffisamment d'énergie pour se préparer à naître tel que vous le souhaitez.

La qualité des aliments

S'il est inutile de trop manger il est par contre indispensable, pendant la grossesse, de consommer en priorité certains aliments :

- **Des protéines** : viande, poissons, œufs ;

- **Du calcium** : sous forme de laitages ;

- **Des vitamines** : légumes et fruits frais ;

- **Du fer** : épinards, lentilles.

Le sel

Le régime sans sel, autrefois imposé systématiquement à toutes les femmes enceintes, ne doit s'observer en fait que dans certaines circonstances, comme par exemple une *albuminurie*, une *hypertension artérielle*. On recommande, actuellement, de maintenir une consommation raisonnable de sel.

Dans certains cas, toutefois, le médecin vous conseillera de diminuer votre ration de sel pendant les deux derniers mois, ce qui pourrait avoir une influence bénéfique sur la souplesse du col au moment de l'accouchement.

Aliments à éviter

Au cours du troisième trimestre, il est bon de s'interdire certains aliments pouvant provoquer des désordres intestinaux ou une *intoxication*, tels que coquillages, abats et fromages frais. Évitez tous les aliments qui fermentent et peuvent donner des *ballonnements* inconfortables, les boissons gazeuses et, en général, les aliments difficiles à digérer.

Vos envies de femme enceinte

Vous pouvez éventuellement ressentir l'envie de certains aliments précis (tomates, fromage, ou autres), même si vous ne les aimiez pas auparavant. Suivez votre instinct, mangez (sauf cas extraordinaire) selon vos désirs : votre organisme vous signale par ce biais ce dont il a besoin.

Ces envies n'ont et n'auront aucun inconvénient. Elles ne provoqueront pas de taches sur la peau du bébé, contrairement à ce qu'on disait autrefois.

L'exercice et le sport

Écoutez votre corps. Marchez régulièrement et d'un bon pas. Soyez sportive, afin de mieux préserver votre esthétique corporelle.

Pratiquez régulièrement la gymnastique pendant les deux premiers trimestres, ou continuez votre sport habituel. Vous conserverez ainsi une musculature tonique, notamment au niveau vertébral et abdominal. Modérez-vous à partir du sixième mois.

La natation peut être pratiquée pendant toute la grossesse. Elle entretient les muscles et prépare bien à l'accouchement.

Naturellement, interdisez-vous les sports « violents » (équitation, ski, plongeon, plongée sous-marine, etc.) : *traumatismes ou accouchement prématuré* peuvent en être la rançon.

Le travail et la grossesse

Si vous vous sentez bien, si votre profession ne comporte pas de risque particulier ni de station debout prolongée, continuez votre activité jusqu'au début des congés prénatals. Raccourcissez votre journée de travail si vous en avez la possibilité. Reposez-vous pendant une demi-heure dès que vous arrivez à la maison. La préparation du dîner est-elle si urgente ?

Une question que l'on se pose souvent est de savoir si le travail devant écran informatique est dangereux pour la femme enceinte. On a examiné à ce propos des milliers de femmes enceintes à l'université de Chicago avec la conclusion que le risque est nul.

En cas de fatigue, de trajet trop important entre votre domicile et votre lieu de travail, de grossesse difficile, votre médecin pourra vous « arrêter » avant la date légale.

Le calcul de la date du début de votre congé de maternité est un peu compliqué, il dépend de la date d'accouchement prévue par la Sécurité sociale. Pour obtenir la date « officielle » de votre accouchement, si vous résidez en France, vous devez ajouter neuf mois à la date de début de grossesse portée sur votre carnet de maternité. Retirez alors six semaines et vous obtiendrez la date du début de vos congés. Si vous accouchez en avance ou en retard la Sécurité sociale n'en tiendra pas compte et vos congés après accouchement s'en trouveront allongés ou raccourcis.

Les voyages

Vous pouvez voyager pendant votre grossesse. Naturellement, observez quelques règles de prudence : évitez les longs trajets et les séjours dans les lieux éloignés de toute structure médicale, et, bien sûr, ne voyagez pas pendant les quatre semaines précédant la date prévue pour votre accouchement.

La voiture

La voiture n'est pas un bon moyen de transport. Si vous ne pouvez l'éviter, préférez une voiture confortable, dans laquelle vous pourrez éventuellement vous allonger. La ceinture de sécurité est indispensable (ne prêtez pas l'oreille aux idées reçues) ; placez la sur le bas de votre ventre avec la courroie transversale entre les seins. Prenez plutôt les autoroutes.

Le train

Si vous devez faire un trajet un peu long, choisissez le train, en évitant de voyager sur les roues et en louant une couchette si les circonstances le permettent.

L'avion

L'avion est le moyen de transport idéal. Sachez seulement qu'à partir du début du neuvième mois les compagnies aériennes peuvent vous refuser l'accès à bord. Pour parer à toute éventualité, les hôtesses et stewards ont reçu une formation leur permettant de faire face à un accouchement prématuré et il est rare qu'il n'y ait pas un médecin à bord de l'avion.

Que se passera-t-il en cas de naissance surprise à bord de l'avion ? Quelle nationalité aura le bébé ?

En fait cela dépend de la législation de chaque pays. En ce qui concerne la France, « un navire ou un aéronef en dehors des ports, et des eaux territoriales est réputé territoire de l'État dont il porte le pavillon ».

En revanche, la question ne paraît pas s'être posée de savoir si la naissance à bord d'un avion immatriculé en France pouvait être assimilée à une naissance en France pour l'application du droit de nationalité.

Si on prend comme exemple les États-Unis, leur législation précise que la naissance survenant dans les trois milles marins formant la mer territoriale des États-Unis, comme dans l'espace aérien au-dessus du territoire, entraîne l'attribution de la citoyenneté.

Le bateau

Évitez les bateaux qui « tapent » sur les vagues. Il existe naturellement un risque accru de *nausées*, surtout pendant le premier trimestre de la grossesse, mais nous avons les moyens homéopathiques de pallier cet inconvénient (voir page 95).

La moto

Naturellement la moto est le moyen de transport le plus contre-indiqué ! !

Et l'amour ?

La grossesse ne fait pas disparaître le désir : bien au contraire, le nouvel équilibre hormonal le renforce chez beaucoup de femmes.

Continuez votre vie amoureuse, il n'y a aucun danger, ni pour le bébé ni pour vous. Évitez toutefois les élans « acrobatiques », d'ailleurs les attitudes les plus paresseuses sont souvent les plus estimées pendant une grossesse. Dans la mesure où votre médecin n'a constaté aucune anomalie, les risques d'avortement sont minimes durant les trois premiers mois, ils sont au plus bas au cours du deuxième trimestre. Par contre il est préférable de s'abstenir de tout rapprochement pendant les trois semaines qui précèdent et les six semaines qui suivent l'accouchement. La tendresse, toutefois, vous aidera à franchir ce cap.

Après l'accouchement la reprise des rapports peut éventuellement s'accompagner d'une légère douleur, mais bientôt, la patience aidant, tout rentrera dans l'ordre.

Médicaments et grossesse

La prise de médicaments allopathiques pendant la grossesse ne doit être faite qu'avec une grande prudence et toujours sur prescription médicale. Il existe, avec certaines molécules chimiques, des risques de malformation fœtale.

On peut classer les médicaments en trois grands groupes :

– ceux qui doivent être formellement interdits aux femmes non soumises à une contraception efficace (même si elles ne sont pas enceintes) ;

– ceux qui sont à éviter ;

– ceux qui peuvent être pris lorsque leur prescription est nécessaire et justifiée.

GROUPE THÉRAPEUTIQUE	MÉDICAMENT	
Anti-inflammatoires	*Aspirine*	Interdit
	Paracétamol	Autorisé
Anxiolytiques et somnifères	En cas de nécessité absolue, à doses faibles	
Pénicillines	Interdits	
Tétracyclines, Macrolides	Autorisés sauf en cas d'allaitement	
Autres antibiotiques	Autorisés si pas d'allergie	
Sulfamides	Interdits	
Antivomitifs	Autorisés avec prudence	
Anticoagulants	Prudence	
Cortisone	Uniquement si indispensable	
Hormones	*Œstrogène*	Interdit
	Progestérone naturelle	Oui
	Progestérone de synthèse	Non
Antipaludéens	Ils ont des effets sur le fœtus Demander au médecin traitant	
Vitamines	Oui, sauf Vitamine A	

Deux tiers des médicaments allopathiques sont interdits ou déconseillés pendant la grossesse. En outre, presque tous passent dans le lait. Les médecins ne les utilisent donc qu'en cas de nécessité absolue.

Nous n'avons pas ce problème avec les médicaments homéopathiques. Ne vous privez pas d'y avoir recours, que ce soit pour le confort ou pour une maladie un peu plus sérieuse. Consultez votre médecin homéopathe au moindre doute : il saurait utiliser l'allopathie s'il le fallait.

Les toxiques et la grossesse

L'alcool

L'alcool, même en quantité acceptable dans d'autres circonstances (deux verres de vin à 10° ou leur équivalent), peut avoir des conséquences néfastes. Il traverse le placenta et agit donc comme un toxique sur le cerveau du bébé et son futur développement (physique et mental). De plus, il fatigue le cœur de la mère et apporte un nombre important de calories clandestines.

Le café

Le café, par la caféine qu'il contient, peut entraîner un état de nervosité et créer des palpitations cardiaques. Il est bon de ne pas en abuser et de le préparer moins fort que d'habitude.

Le tabac

Le tabac diminue la quantité d'oxygène qui arrive au cerveau du bébé, peut provoquer des accouchements prématurés ou faire naître des enfants un peu moins gros: trois bonnes raisons pour écraser d'urgence votre dernière cigarette. Profitez du dégoût spontané qui marque le premier mois de votre grossesse pour vous arrêter **définitivement**.

Si vraiment vous n'y arrivez pas, arrangez-vous pour ne pas dépasser cinq cigarettes par jour.

Les drogues

Le *haschich* et l'héroïne sont des drogues aussi dangereuses pour la mère que pour le bébé et peuvent, comme l'alcool, entraîner des malformations.

Dès sa naissance l'enfant présente un état de manque pouvant mettre sa vie en péril.

Vaccinations et grossesse

Certains vaccins peuvent être dangereux lors de la grossesse, d'autres ne seront à faire qu'en cas de nécessité absolue.

Anticholérique	Possible
Antidiphtérique	Possible
Antigrippal	Possible
Antipoliomyélitique:	
– buccal	Interdit (il s'agit d'un virus atténué mais encore vivant)
– injectable	Possible (car le virus est tué)
Antirubéolique	Interdit
Antitétanique	Possible
Antityphoïdique	En cas de nécessité
Antivariolique	Interdit
Fièvre jaune	En cas de nécessité
B.C.G	Possible

L'accouchement

Préparez votre accouchement

L'accouchement est une fonction simple. Dans la plupart des cas il se fait de manière naturelle, le médecin ou la sage-femme n'étant présents que pour diriger, contrôler, assister.

Une bonne préparation, physique et psychologique, est préférable. Le moment venu il sera nécessaire d'utiliser les techniques de relaxation et de respiration, afin de réduire au minimum les désagréments des contractions de l'utérus, et les douleurs. Dans ce but la méthode *d'accouchement sans douleur* est à recommander, spécialement à celles qui vont accoucher pour la première fois. Profitez d'une de vos séances de préparation pour visiter la salle de « travail » et les chambres de la maternité. Ainsi les lieux vous seront familiers et vous serez encore mieux armée. Demandez si votre mari ou votre compagnon pourra assister à l'accouchement.

Peut-être avez-vous envie de suivre la méthode du Docteur Leboyer : « la naissance sans violence[1] » ?

Les techniques de relaxation et de respiration

La connaissance des techniques de relaxation et de respiration est un de vos meilleurs atouts. Voici leurs bases théoriques, des séances chez des personnes spécialisées restant malgré tout indispensables.

Votre état de relaxation, notamment entre les périodes de contraction (les deux phases ont à peu près la même durée), déterminera le confort de votre

---

1. Le Docteur Leboyer préconise une naissance douce en évitant au bébé de subir brutalement les agressions extérieures :
Le silence est fait dans la salle d'accouchement.
Le cordon ombilical n'est sectionné que lorsque les battements artériels ont cessé.
L'enfant est immergé, dès la délivrance, dans un bain à 37° C afin qu'il soit libéré de la pesanteur et se sente comme dans le liquide amniotique.
Il n'existe que fort peu de centres qui pratiquent cette méthode. Si elle vous intéresse, renseignez-vous pour savoir s'il en existe un près de chez vous.
Vous pouvez également lire le livre du Docteur Leboyer : *Pour une naissance sans violence.*

accouchement. Plus vous serez relaxée, moins vos muscles produiront *d'acide lactique* (un déchet qu'ils fabriquent pendant l'effort et qui est responsable des sensations douloureuses).

Votre respiration devra être ample, lente et profonde, ce qui favorisera les échanges. Plus vous retiendrez votre inspiration, plus votre sang se chargera en oxygène, ce qui éliminera la fatigue et détendra vos nerfs.

Pendant l'accouchement, il vous faudra adapter votre respiration aux contractions, accélérer le rythme au début de la contraction, le diminuer quand la contraction disparaîtra.

La technique de la poussée

Il faut vous préparer à pousser. Apprenez la technique longtemps à l'avance et répétez-la souvent afin de ne pas être prise au dépourvu.

- Allongez-vous sur le dos, pliez les jambes et serrez les chevilles dans vos mains.

- Videz lentement vos poumons ; allez jusqu'au maximum.

- Inspirez à fond, puis fermez la bouche et bloquez l'air.

- Contractez vos muscles abdominaux et poussez vers le bas en tirant sur vos chevilles.

- Reprenez votre souffle par une large inspiration et détendez tous vos muscles.

L'homéopathie pour mieux vous aider

Pendant le dernier mois de la grossesse, prenez *Caulophyllum thalictroïdes* 12 CH. Il s'agit d'un médicament homéopathique tiré d'une plante indienne, le « cohosh bleu ». Ce médicament permettra une meilleure efficacité des contractions de votre utérus au moment de l'accouchement qui se fera ainsi dans les meilleures conditions possibles. Pour les détails, voir Accouchement, page 47.

Les différentes phases de l'accouchement

Interrompant la tranquillité du troisième trimestre, et l'attente un peu inquiète des derniers jours, une légère douleur vous pince le bas du ventre ou les reins : votre accouchement vient de se déclencher. Vous allez bientôt vous rendre à la maternité où une cérémonie très ancienne va se dérouler, en présence du futur papa et de quelques témoins en blouse blanche…

Votre col utérin est en train de s'ouvrir. Dès que sa *dilatation* atteindra la taille d'une pièce de cinq francs des *contractions* se produiront, semblables à celle que vous avez ressentie tout à l'heure. Vous pouvez commencer à respirer selon la méthode qu'on vous a enseignée. Entre les contractions organisez votre départ de la maison. Prenez une dose de *Caulophyllum thalictroïdes* 12 CH, afin que la durée de l'accouchement se réduise au minimum et que les contractions soient efficaces (pour les détails, voir page 47). N'oubliez pas la petite valise que vous avez préparée à l'avance[2]. Lorsque les contractions reviennent toutes les 10 minutes et durent environ 30 secondes, rendez-vous calmement à la maternité.

Si la *poche des eaux* venait à se vider, partez immédiatement pour la maternité sans prendre de bain. Si elle se rompt avant les premières contractions, cela ne signifie nullement que la mise au monde sera difficile. L'accoucheur aura seulement quelques précautions à prendre pour éviter l'infection car, désormais, le bébé n'est plus isolé du monde extérieur.

Soyez patiente, la phase de dilatation (qui représente les neuf dixièmes du travail) dure plusieurs heures chez les femmes qui accouchent pour la première fois, ceci en fonction de la qualité des contractions et de la facilité avec laquelle le col de l'utérus s'efface. La dilatation se fait progressivement, 1 cm par heure au début, 2 cm par heure à la fin. Ce stade de dilatation est raccourci chez les femmes qui ont déjà eu des enfants. À dilatation complète les parois de l'utérus seront en continuité avec celles du vagin. À ce stade le médecin ou la sage-femme vous aideront à utiliser les techniques de relaxation, de respiration et de poussée. Ne laissez pas les douleurs vous envahir. Souvenez-vous que les médicaments classiques antidouleur risquent de retarder la délivrance. Réclamez-les seulement si vous n'arrivez pas à contrôler la situation.

À la dilatation succède la phase *d'expulsion*, qui va durer 20 à 30 minutes. Vous êtes en position demi-assise. Au besoin le médecin a rompu lui-même la poche des eaux. Poussez au moment des contractions, sentez l'enfant faire sa progression.

Il traverse le bassin. Sa tête change en permanence de position, présentant à chaque fois son diamètre le plus favorable. *L'engagement* correspond au franchissement du *détroit supérieur*, c'est-à-dire de l'entrée du bassin[3].

---

2. Contenant :
– des affaires de bébé et des couches ;
– des soutiens-gorge et des chemises de nuit adaptés à l'allaitement ;
– une robe de chambre, des chaussettes, des pantoufles ;
– des affaires de toilette ;
– un nécessaire pour le maquillage ;
– une de vos tenues préférées pour le jour de la sortie.

3. Si la tête ne peut passer, le médecin devra pratiquer une épisiotomie (légère section du périnée), ou une césarienne (voir page 41).

Dans les cas habituels, la tête s'incline complètement sur le cou pour le premier passage, puis tourne sur elle-même ; enfin, au moment du *dégagement*, elle « défléchit », ce qui fait que l'on voit d'abord le front, puis le nez, puis le menton.

Les blouses blanches vous annoncent que la tête est visible. Vos muscles sont dilatés et vous avez vraiment envie qu'il sorte. Serrez très fort la main du papa. Criez. Poussez.

Bientôt un cri de chaton, son premier cri, arrête le vôtre. Levez doucement la tête. Vous faites enfin connaissance avec le plus beau bébé du monde.

Votre enfant est né !

Quelle heure est-il ?

Les gens en blouse blanche l'ont posé quelques instants sur votre ventre. Ils ont ensuite sectionné le *cordon ombilical*. Maintenant ils vérifient que le bébé est normalement constitué : la couleur de la peau, le pouls, la respiration, le tonus musculaire, les réflexes sont étudiés systématiquement. Tout va bien ; aucune « réanimation » n'est nécessaire.

Il est lavé, habillé et coiffé. On lui met des gouttes dans les yeux. Émotion : vous recevez le même bracelet que lui. Votre bébé est bien à vous.

Pendant qu'on donnait les premiers soins à votre bébé, vous étiez vous-même sous surveillance : prise de la tension, de la température, recherche d'un saignement anormal.

Les *contractions* réapparaissent jusqu'à l'expulsion du *placenta*, d'une des extrémités du *cordon ombilical*, et des membranes qui contenaient le *liquide amniotique*. Ces contractions ont également pour effet de limiter le saignement. Quinze minutes après la naissance tout rentre dans l'ordre. Votre utérus aura repris sa taille normale dans dix jours.

Vous voici confortablement installée dans votre chambre, fatiguée, le bas ventre un peu « broyé », mais heureuse. Votre bébé est dans vos bras, tout contre votre poitrine. Vous vivez un grand jour. Vous avez faim. Soyez encore un peu patiente : vous ne pouvez tout de même pas rentrer à la maison…

Techniques adjuvantes

L'accouchement est un acte naturel. Cependant les médecins ont parfois besoin d'instruments. Question de sécurité.

Il est parfois nécessaire de déclencher artificiellement l'accouchement. Le plus souvent on utilise l'ocytocine, une hormone qui fait se contracter l'utérus. On l'introduit lentement par voie intraveineuse dans un flacon de sérum.

L'accouchement provoqué se pratique lorsque la grossesse a dépassé son terme, ou en cas d'anomalie en fin de grossesse *(hypertension artérielle, albumine, diabète)*.

Le monitoring

Les accoucheurs utilisent couramment le « monitoring » pendant l'accouchement. On fixe sur votre ventre, à l'aide d'un bandage, un petit microphone. On peut ainsi enregistrer en continu les bruits du cœur du bébé et les contractions de l'utérus. Cet examen permet, à la moindre anomalie, de parer à la souffrance fœtale.

Le forceps

Le forceps ressemble à deux grosses cuillères métalliques que l'obstétricien introduit dans le vagin et avec lesquelles il tire adroitement sur la tête de l'enfant pendant les phases de *contraction*. L'application du forceps permet d'accélérer l'expulsion si celle-ci est un peu longue ou laborieuse.

La césarienne

La césarienne est en quelque sorte un « accouchement par voie haute » qui consiste à sortir l'enfant à l'aide d'une intervention. Jules César serait né de cette manière.

Pour des raisons esthétiques l'incision de la peau est le plus souvent horizontale, dans les poils du pubis. L'ouverture de l'utérus se fait au niveau de son segment inférieur, zone très amincie et peu vascularisée.

Quand fait-on une césarienne ? Elle peut avoir été prévue à l'avance pour des raisons précises : césarienne à la précédente grossesse, anomalie du bassin, enfant trop gros, présentation du siège ou de l'épaule, implantation inhabituelle du placenta, souffrance du bébé, diabète important.

Au cours du travail, la césarienne peut être décidée en urgence s'il y a souffrance fœtale, si la dilatation ne se fait pas, en cas de défaut d'engagement de la tête, ou encore si le cordon ombilical sort en premier.

Évidemment la césarienne ne vous permet pas de vivre pleinement l'accouchement, mais sachez qu'elle n'est jamais décidée à la légère.

L'anesthésie péridurale

La «péridurale» permet de réaliser des interventions, la césarienne par exemple, avec un confort total sans endormir la mère ni l'enfant. On injecte un produit anesthésique au voisinage des nerfs de la moelle épinière. L'insensibilisation ne concerne que la partie basse du corps; elle ne modifie pas la conscience ni les contractions utérines.

Certains accoucheurs utilisent systématiquement la péridurale au cours des accouchements normaux. Ceci peut être discuté. La décision sera personnelle à chaque parturiente et à chaque médecin.

L'allaitement

Allaitez. En dehors des raisons de tradition ancestrale, d'acte intime qui peut vous paraître indispensable, il y a des arguments médicaux: votre lait contient des anticorps qui seront très utiles à votre bébé, et il est facile à digérer.

Pendant les premières douze ou vingt-quatre heures, un liquide épais et blanchâtre apparaît, le «colostrum». Puis, vers le troisième jour, vient le lait; à ce moment vos seins peuvent être tendus, surtout si vous accouchez pour la première fois. Vous aurez du lait en quantité suffisante car l'allaitement est auto-entretenu: plus le bébé tète, plus vous avez du lait, ceci est en relation avec un mécanisme hormonal naturel.

En principe vos règles ne reviendront que lorsque vous aurez cessé d'allaiter.

Le retour à la maison

Après environ une semaine à la maternité vous voici de retour chez vous avec le bébé. Vous avez changé. Votre connaissance de la vie est maintenant riche d'une expérience supplémentaire.

Faites face. Les aînés, si vous en avez, vont, essayant de définir leur nouveau territoire, pousser la tentative de déstabilisation affective aussi loin que possible. Sous prétexte de vous permettre de vous reposer, les grand-mères donneront leur avis sur tout.

Préférez les soucis quotidiens à la *dépression postnatale*, ou *baby blues*. Avec un bébé tout neuf et une famille souriante il n'y a aucune raison de vous laisser aller. Si par hasard un peu de tristesse, des larmes et une fatigue anormale se manifestaient, utilisez immédiatement l'homéopathie (voir Accouchement, suite de couches, page 48; Dépression nerveuse, page 73).

Au bout de six semaines vous pourrez reprendre votre vie sexuelle sans crainte, avec des organes ayant retrouvé leur anatomie et toutes leurs fonctions. Si l'obstétricien a pratiqué une *épisiotomie* (une légère incision du périnée, qui a permis le passage du bébé), les premiers rapprochements devront être plutôt gentils, encore qu'il n'y ait aucun danger de réouverture de la plaie.

Épouse et mère : certaines femmes ont du mal à assumer simultanément ces deux fonctions. Si c'est votre cas, voyez votre homéopathe. Il saura vous donner l'énergie qui vous permettra d'être telle que vous vous imaginiez quand vous étiez petite fille.

Si tout va bien, refermez ce livre. Il y a une personne qui, en ce moment particulièrement, a besoin de vous.

L'homéopathie pour la grossesse et l'accouchement

Voici une approche homéopathique des principaux troubles qui concernent spécifiquement la grossesse et l'accouchement. En prenant soin de vous-même, c'est aussi du bébé dont vous vous occuperez[1].

Gardez en mémoire que les conseils ci-après ne concernent que les circonstances récentes. Il est impossible de prévoir tous les médicaments pour toutes les personnes, spécialement en homéopathie, thérapeutique pour laquelle chaque cas est par essence un cas particulier. En cas d'hésitation sur le diagnostic ou sur le médicament à prendre, ou de persistance des troubles, **consultez votre médecin homéopathe.**

ABCES

Le traitement homéopathique est le même pour toutes les localisations de l'abcès (sauf pour l'abcès du sein, dans ce cas voir Seins). En cas d'abcès ne guérissant pas rapidement ou se situant dans un endroit à risque (visage, ou n'importe quelle cavité), consultez d'emblée un médecin.

Prenez 3 granules trois fois par jour de l'un (ou plusieurs, en cas d'hésitation) des médicaments suivants, jusqu'à guérison :

Apis mellifica 9 CH
Abcès débutant ;
La peau est rose et enflammée, et très sensible au toucher ;
Douleurs piquantes et brûlantes améliorées par des applications froides.

Belladonna 9 CH
Abcès débutant ;
Peau rouge, chaude et tuméfiée ;
Douleurs intenses et battantes.

---

1. Si vous ne trouvez pas la rubrique qui vous intéresse, consultez un guide consacré à l'homéopathie en général, comme le *Guide familial de l'homéopathie*, du Docteur Alain Horvilleur (Éditions Hachette et Livre de Poche).

Hepar sulfuris calcareum 4 CH
Pour l'abcès constitué et qui coule ;
Ne pas utiliser si l'abcès est fermé.

Silicea 9 CH
Pour les abcès qui traînent et ne tarissent pas.

⊘ Traitement local

Calendula T.M.
Quelques gouttes sur une compresse fréquemment renouvelée.

ABDOMEN (DOULEURS DE L')

Toute douleur de l'abdomen ou du bas ventre doit être signalée immédiatement à votre médecin. Il existe, heureusement, de nombreuses douleurs tout à fait banales. Dans l'attente de la consultation, prenez 3 granules toutes les huit heures de l'un (ou plusieurs, si vous hésitez) des médicaments suivants :

Aconitum napellus 9 CH
Spasmes abdominaux après un coup de froid sur le ventre ;
Douleurs violentes accompagnées d'agitation ;
Angoisse.

Arnica montana 9 CH
Douleurs abdominales comme si le bébé était en travers de l'abdomen ;
Douleurs par les mouvements du bébé.

Colocynthis 9 CH
Douleurs à type de crampes ;
Après avoir bu froid par temps chaud, ou à la suite d'une colère ;
Amélioration en se penchant en avant, par la pression forte sur le ventre et par la chaleur ;
Les douleurs vous rendent très irritable.

Magnesia phosphorica 9 CH
Douleurs à type de crampes ;
Après avoir bu froid par temps chaud, ou à la suite d'une colère ;
Amélioration en se penchant en avant, par la pression forte sur le ventre et par la chaleur ;
Mêmes symptômes que Colocynthis sans l'irritabilité.

Nux vomica 9 CH
Douleurs abdominales dues à la constipation;
Faux besoins d'aller à la selle;
Nausées;
La partie postérieure de la langue est chargée;
Fréquents besoins d'uriner.

Sepia officinalis 9 CH
Les douleurs s'accompagnent d'une fatigue autant physique que morale;
Votre visage paraît fatigué.

ACCOUCHEMENT

• Préparation à l'accouchement

Actæa racemosa 9 CH
En cas de peur de l'accouchement.
Prenez 3 granules trois fois par jour aussi longtemps que nécessaire.

Caulophyllum thalictroïdes 12 CH
Ce médicament rend efficace les contractions de votre utérus au moment de l'accouchement. Prenez-en systématiquement un tube-dose pendant le dernier mois de la grossesse, une fois par semaine. Prenez une dernière dose au moment de partir à la maternité.
Ce traitement peut également être pris en cas de contractions apparaissant bien avant la date de l'accouchement. Il ne peut, en aucun cas, déclencher un accouchement prématuré.

Voir aussi Bio-eugénique prénatale.

• **L'accouchement ne se déclenche pas**

L'accouchement ne s'est pas déclenché à la date prévue, « le terme est dépassé ». Utilisez l'homéopathie, vous ne risquez rien. Prenez trois granules 3 fois par jour de l'un des médicaments suivants:

Gelsemium sempervirens 9 CH
Votre figure est congestionnée;
Vous avez envie d'être laissée seule;
Vous appréhendez la suite;
Éventuellement, vous tremblez.

Nux vomica 9 CH
Faux besoins d'aller à la selle ;
Douleurs dans le ventre et la région des reins.

Caulophyllum thalictroïdes 9 CH
Si aucun des deux médicaments ci-dessus ne convient.

• Pendant l'accouchement

Prenez 3 granules toutes les dix minutes de l'un des médicaments suivants :

Actæa racemosa 9 CH
Crampes pendant l'accouchement.

Arnica montana 9 CH
Fatigue importante au cours de l'accouchement.

Caulophyllum thalictroïdes 9 CH
L'accouchement ne progresse pas à cause de contractions anarchiques responsables de douleur intermittentes.

Chamomilla vulgaris 9 CH
Intolérance à la douleur ;
Sensation de pression vers le haut.

Gelsemium sempervirens 9 CH
L'utérus ne se contracte pas ;
Le visage est rouge.

Ipeca 9 CH
Douleurs ressenties au niveau du nombril.

Kalium carbonicum 9 CH
Douleurs de la région lombaire pendant l'accouchement.

Nux vomica 9 CH
Contractions inefficaces ;
Douleurs dans la région des reins ;
Besoins inefficaces d'aller à la selle.

• Suite de couches

Prenez 3 granules trois fois par jour de l'un (ou plusieurs, si vous hésitez) des médicaments suivants, jusqu'à amélioration.

Arnica montana 9 CH
Douleurs musculaires;
Sensation que le lit est dur;
Fatigue et douleurs après l'utilisation d'un forceps.

Bellis perennis 9 CH
Douleurs persistantes du bas-ventre après un accouchement.

Cantharis 9 CH
Pour faciliter l'expulsion naturelle du placenta.

Causticum 9 CH
Difficultés d'uriner, rétention des urines.

China rubra 9 CH
Persistance d'un petit saignement;
Épuisement après avoir saigné.

Colocynthis 9 CH
Vives douleurs avec besoin de se plier en deux.

Helonias dioïca 9 CH
L'utérus a tendance à descendre.

Hypericum perforatum 9 CH
Douleurs un peu partout après une péridurale (voir page 42) ou un forceps;
Douleurs après une épisiotomie (voir page 43);
Douleurs dues à une déchirure spontanée du périnée.

Sepia officinalis 9 CH
Pour la fatigue, autant physique que morale, qui suit parfois l'accouchement;
Sensation de n'être «jamais bien depuis l'accouchement».
Voir aussi Dépression nerveuse postnatale.

AÉROPHAGIE

L'aérophagie est un phénomène courant pendant la grossesse. Contrairement à ce que l'on pense généralement, il ne s'agit pas d'air que l'on avale mais d'air que l'on fabrique (par fermentation). Vous pouvez l'éviter en mangeant lentement, en mâchant bien vos aliments et en ne parlant pas trop pendant les repas !

Prenez 3 granules trois fois par jour de l'un (ou plusieurs, si vous hésitez) des médicaments suivants, jusqu'à guérison :

Argentum nitricum 9 CH
Aérophagie avec renvois bruyants et fréquents ;
Aggravation par les contrariétés ;
Douleurs d'estomac par les sucreries ;
Indiqué avant tout chez les personnes pressées qui voudraient avoir tout terminé avant d'avoir commencé.

Carbo vegetabilis 9 CH
Renvois à goût d'aliments ;
Ballonnement de l'estomac ;
Difficultés respiratoires provenant du ballonnement ;
On se sent mieux en s'éventant ;
Les renvois améliorent le ballonnement.

China rubra 9 CH
Renvois ;
Ballonnement de l'estomac et de l'abdomen ;
Les renvois n'améliorent pas le ballonnement.

Lycopodium clavatum 9 CH
Renvois chez des personnes qui mangent trop vite et sont vite rassasiées ;
Ballonnement abdominal ;
Somnolence après les repas ;
La sieste n'améliore pas, sauf si elle est longue ;
Impression que les aliments sont encore dans l'estomac plusieurs heures après le repas.

ALBUMINE

Pendant toute la durée de votre grossesse, le médecin recherche une éventuelle présence d'albumine dans vos urines.

Vous trouverez en pharmacie des petites bandelettes qui permettent d'effectuer vous-même cette recherche. Naturellement, en cas de présence d'albumine, l'avis de votre médecin s'impose. Dans l'attente du rendez-vous, vous pouvez commencer à prendre :

Sérum d'anguille 3 DH

3 granules trois fois par jour, systématiquement. Ajoutez 3 granules trois fois par jour de l'un (ou plusieurs, si vous hésitez) des médicaments suivants :

Apis mellifica 9 CH

Douleurs dans la région des reins ;
Urines peu fréquentes, douloureuses, avec du sang ;
Vos paupières sont éventuellement gonflées ;
Vos jambes enflent ;
Aggravation dans un bain chaud.

Phosphoricum acidum 9 CH

Mictions fréquentes et abondantes ;
Urines épaisses comme si elles étaient mélangées avec de la farine ;
Parfois passage d'une masse gélatineuse ;
Douleurs dans la région des reins.

Plumbum metallicum 9 CH

L'urine est foncée ;
Elle a de la difficulté à passer, et sort goutte à goutte ;
Lenteur générale des réactions aussi bien physiques que psychiques.

Voir aussi Cystite.

ALCOOL (PROBLÈMES D')

Pour faciliter l'arrêt de l'alcool pendant la grossesse, prenez régulièrement 3 granules matin et soir (jusqu'à être parvenue au résultat) de :

Sulfuricum acidum 9 CH

Voir aussi Hoquet, Insomnie, Vertiges.

ALLAITEMENT

Voir Seins.

AMNIOCENTÈSE

Avant cet examen (voir page 25), pour un meilleur confort et une récupération plus rapide, alternez pendant toute la journée qui précède 3 granules trois fois par jour des deux médicaments suivants :

Ledum palustre 9 CH et Arnica montana 9 CH

ANÉMIE

L'anémie correspond à une diminution de la quantité d'hémoglobine dans le sang (chiffre normal : 12 grammes pour 100 millilitres de sang). L'hémoglobine est un pigment contenu dans les globules rouges et qui permet le transport de l'oxygène vers vos organes et ceux du bébé. L'anémie ne se caractérise donc pas par la baisse du nombre des globules rouges mais par la raréfaction de leur principal constituant.

Toute anémie devra être corrigée par le médecin qui jugera de sa sévérité et de sa cause (manque de vitamine B 12, manque de fer, petite hémorragie, etc.).

Si vous ne retenez pas le fer et qu'il n'existe aucune hémorragie responsable de l'anémie, prenez, en plus du traitement classique qui vous sera recommandé :

Natrum muriaticum 9 CH
3 granules matin et soir.

ANESTHÉSIE

- **En cas de peur de l'anesthésie**

Actæa racemosa 9 CH
3 granules le matin.

Gelsemium sempervirens 9 CH
3 granules le soir.

- **Pour un meilleur éveil**

Opium 30 CH
3 granules le matin pendant dix jours en commençant tout de suite après l'opération.

ANGOISSE

Voir Anxiété, Peurs.

ANOREXIE

Voir Appétit (Manque d').

ANXIÉTÉ

Sentiment d'inquiétude, plus ou moins fort, pouvant aller jusqu'à la panique. C'est un des effets les plus banals de la vie courante, avec des conséquences sur le corps et sur la vie sociale.

Prenez 3 granules trois fois par jour de l'un (ou plusieurs, si vous hésitez) des médicaments suivants, jusqu'à amélioration :

Aconitum napellus 9 CH
Anxiété importante avec peur de mourir ;
Agitation physique et psychique ;
Sensation de mort imminente ;
Palpitations, fausses douleurs cardiaques ;
Douleurs à type de fourmillements ;
Éventuellement après une frayeur.

Actæa racemosa 9 CH
Peur de l'accouchement.

Argentum nitricum 9 CH
Anxiété d'anticipation avant un événement ;
Tremblements ;
Précipitation, impatience ;
Tout doit être terminé avant d'avoir commencé ;
Phobies : vertige des hauteurs, claustrophobie, peur de la foule, des places vides, peur de sortir de chez soi.

Arsenicum album 9 CH
Anxiété ;
Agitation ;
Souci des détails ;
Tendance à faire des reproches à l'entourage ;
Aggravation par la solitude et la nuit.

Ignatia amara 9 CH
Anxiété après une émotion ou un chagrin ;
Sensation de « boule dans la gorge » ;
Grands soupirs et bâillements ;
Humeur changeante ;

Besoin de contrarier l'entourage ;
Aggravation par la consolation ;
Amélioration par la distraction.

Phosphorus 9 CH
Accès d'angoisse sans cause précise ;
Parfois même véritable panique ;
Sensation de mort imminente ;
Besoin de compagnie ;
Peur des maladies, de l'avenir, du noir, des voleurs ou de l'orage.

Pulsatilla 9 CH
Anxiété ;
Pleurs pour un rien ;
Caractère doux et émotif ;
Humeur changeante ;
Amélioration par la consolation, qui est même recherchée.

Sepia officinalis 9 CH
Anxiété avec manque de confiance en soi ;
Bouffées de chaleur ;
Fatigue le matin avec difficulté à se lever ;
Cette fatigue est souvent liée à de la spasmophilie ;
Amélioration par la distraction.
Voir aussi Émotions, Peurs

APHTES

Leur origine n'est pas connue (on pense à une origine virale) mais certains aliments favorisent leur survenue : gruyère, noix et fraises.

Prenez 3 granules trois fois par jour de l'un (ou plusieurs, si vous hésitez) des médicaments suivants, jusqu'à amélioration :

Borax 9 CH
Aphtes saignant au contact ;
Sensation de bouche chaude.

Mercurius solubilis 9 CH
Aphtes avec gencives enflées ;

Salivation intense;
Mauvaise haleine.

Nitricum acidum 9 CH
Ulcérations profondes saignant facilement;
Douleurs à type de piqûres.

Sulfuricum acidum 9 CH
Aphtes avec écoulement jaunâtre.

⊙ Traitement local

Faites des attouchements une fois par jour avec la préparation:

Calendula T.M.
Phytolacca T.M.
} aa q.s.p. 15 ml

En cas de récidive, voyez votre médecin traitant pour un traitement de fond.

APPÉTIT

• Manque d'appétit ou anorexie

En cas de manque d'appétit passager, prenez:

Avena sativa 3 DH
3 granules trois fois par jour, jusqu'à amélioration.

• Faim excessive

Être enceinte ne veut pas dire «manger pour deux».

Si nécessaire, prenez 3 granules trois fois par jour de l'un (ou plusieurs, si vous hésitez) des médicaments suivants, jusqu'à amélioration:

Antimonium crudum 9 CH
Faim incessante;
Prenez 3 granules supplémentaires au moment de la sensation de faim survenant en dehors des heures normales des repas.

Ignatia amara 9 CH
Boulimie, pour «compenser», après une contrariété ou une émotion.

AUTOMÉDICATION

L'automédication ne doit être utilisée que dans des cas tout à fait banals et/ou dans l'attente du rendez-vous chez le médecin homéopathe. Elle vous permet de commencer à vous traiter sans retard.

Le principe de similitude, base fondamentale de l'homéopathie (voir page 11), vous impose de choisir, parmi les médicaments décrits celui qui correspond à votre cas particulier. Si par hasard vous ne sélectionnez pas le bon, aucun danger n'est à redouter (de même si vous preniez une quantité supérieure à celle que nous recommandons). La haute dilution de ces médicaments les rend actifs s'ils correspondent étroitement à vos symptômes et tout à fait inoffensifs si vous vous trompez.

Après quelques tâtonnements vous saurez mieux utiliser les différents médicaments homéopathiques. Votre médecin homéopathe pourra d'ailleurs vous conseiller utilement.

AVORTEMENT SPONTANÉ

En cas de menace de *fausse couche* (interruption involontaire de grossesse), vous ressentirez des symptômes variables. Au premier trimestre : interruption des «témoins» de la grossesse : nausées, tension dans les seins, etc. Au dernier trimestre : contractions de l'utérus avant la date prévue pour l'accouchement. À n'importe quelle époque : possibilité de saignements.

• **En cas d'urgence**

Alternez toutes les cinq minutes en attendant l'arrivée du médecin 3 granules des deux médicaments suivants :

Actæa racemosa 5 CH

Sabina 5 CH

• **Si l'avortement n'a pu être évité**

Prenez pendant les quinze jours qui suivent les deux médicaments ci-après, à raison de 3 granules de chaque trois fois par jour :

China rubra 5 CH

Sepia officinalis 9 CH

Cette triste expérience n'a aucune valeur péjorative pour l'avenir. La plupart du temps la grossesse suivante ira à terme dans des conditions normales.

En cas d'avortements spontanés à répétition, votre obstétricien voudra, par tous les moyens, en trouver la cause (mécanique ou hormonale), si elle existe. Consultez en même temps un homéopathe. Celui-ci vous donnera un traitement de fond qui mettra votre organisme tout entier, aussi bien sur le plan physique que moral, en bonne condition pour préparer la nidation d'un nouvel œuf.

BABY BLUES

Voir Dépression nerveuse.

BALLONNEMENT

Le ballonnement est très fréquent au cours de la grossesse. En se développant, l'utérus arrive à comprimer les organes contenus dans l'abdomen, ce qui peut accroître l'inconfort. Si le ballonnement est intense nous vous recommandons de fractionner vos repas.

Prenez 3 granules 3 fois par jour de l'un (ou plusieurs, si vous hésitez) des médicaments suivants, jusqu'à amélioration :

Carbo vegetabilis 9 CH
Ballonnement douloureux au niveau de l'estomac ;
Essoufflement ;
Amélioration par les renvois.

China rubra 9 CH
Ballonnement de la totalité du ventre (estomac et abdomen) ;
Les renvois ou le passage d'un gaz ne soulagent pas.

Lycopodium clavatum 9 CH
Ballonnement de la partie inférieure de l'abdomen ;
Somnolence après les repas, la sieste est désagréable ;
Amélioration en passant un gaz.

Sepia officinalis 9 CH
Ballonnement dans les suites de l'accouchement.

BIO-EUGÉNIQUE PRÉNATALE

Le principe de la bio-eugénique prénatale consiste à suivre un traitement de terrain pendant la grossesse, ce qui permet par la suite d'accoucher d'un enfant robuste.

Prenez, à une semaine d'intervalle et dans l'ordre, en répétant la série de doses jusqu'à la fin du huitième mois :

Luesinum 30 CH – 1 dose.

Medorrhinum 30 CH – 1 dose.

Psorinum 30 CH – 1 dose.

Tuberculinum 30 CH – 1 dose.

Si vous avez des antécédents pathologiques particuliers, voyez plutôt votre médecin homéopathe pour un traitement personnalisé.

La bio-eugénique prénatale est parfois décriée pour des raisons philosophiques, et personne n'a encore étudié scientifiquement ses résultats. Elle a toutefois ses partisans. De toute manière elle est sans danger grâce à l'extrême dilution des médicaments homéopathiques et peut être adoptée par toutes celles qui le désirent. Si vous avez peur d'avoir un bébé malformé, cette méthode vous aidera au moins à patienter.

BRONCHITE AIGUË

Si les symptômes ne s'estompent pas rapidement, il est indispensable de consulter votre médecin.

Prenez 3 granules trois fois par jour des médicaments sélectionnés jusqu'à amélioration :

Antimonium tartaricum 9 CH
Encombrement bronchique ;
La respiration fait un bruit de ronflement ;
Toux grasse ;
Peu d'expectorations ;
La langue est chargée.

Bryonia alba 9 CH
Toux sèche ;
Douleurs piquantes dans la poitrine ;
Aggravation en entrant dans une pièce chauffée, en mangeant ou en buvant.

Hepar sulfuris calcareum 9 CH
Toux au moindre courant d'air ;
À prendre systématiquement en alternance avec les autres médicaments.

Ipeca 9 CH
Toux grasse, spasmodique ;
Expectoration facile ;
Les quintes de toux se terminent souvent par un vomissement ;
La langue est propre.

Mercurius solubilis 9 CH
Bronchite avec gros crachats jaunes ;
Mauvaise haleine ;
Fièvre principalement la nuit ;
Transpiration nocturne de mauvaise odeur.

BRÛLURES

Prenez 3 granules trois fois par jour de l'un (ou plusieurs, si vous hésitez) des médicaments suivants, jusqu'à amélioration :

Apis mellifica 9 CH
Peau rouge rosée, enflée ;
Douleurs piquantes ;
Amélioration par les applications froides ;
Il n'y a pas encore de cloque.

Rhus toxicodendron 9 CH
Brûlures avec petites cloques.

Cantharis 9 CH
Brûlures avec grosses cloques.

Causticum 9 CH
Ancienne brûlure qui ne veut pas guérir.

⊘ Traitement local

Faites des attouchements deux fois par jour avec :

Calendula teinture mère

Voir aussi Estomac.

CANDIDOSE VAGINALE

Infection vaginale due à un champignon microscopique et caractérisée par des écoulements, des démangeaisons et des rougeurs. En plus du traitement allopathique de lutte contre le champignon, votre médecin homéopathe vous donnera un traitement de fond. En effet, il existe un terrain propice aux candidoses : « Ne fait pas une candidose qui veut » (quoique la prise régulière d'antibiotiques et de la pilule favorise cet état).

Prenez 3 granules trois fois par jour des médicaments sélectionnés, jusqu'à guérison.

Helonias dioïca 9 CH
Pertes blanches comme du lait caillé ;
Démangeaisons ;
Sensation de percevoir la présence de l'utérus ;
Fatigue générale.

Mercurius solubilis 9 CH
Candidose buccale ou vaginale ;
Aspect de membranes blanches ;
Pertes irritantes ;
Médicament à préférer en cas d'hésitation.

Sepia officinalis 9 CH
Pertes vaginales laiteuses avec démangeaisons ;
Correspond souvent au traitement de fond.

Monilia albicans 9 CH
À ajouter systématiquement aux médicaments ci-dessus.

CARIES DENTAIRES

Voir Dents.

CÉPHALÉE ET MIGRAINE

La migraine (ou « hémicrânie ») correspond à la douleur d'une moitié de la tête. Elle est donc différente de la céphalée qui peut siéger des deux côtés à la fois, mais le traitement est souvent le même. L'homéopathie est très efficace dans ces deux maladies mais seul le médecin homéopathe pourra choisir le traitement de fond qui vous en débarrassera définitivement.

Pour les crises, prenez 3 granules trois fois par jour de l'un (ou plusieurs, si vous hésitez) des médicaments suivants, jusqu'à amélioration.

Aconitum napellus 9 H
Mal de tête frontal;
La tête est rouge quand on est allongé et pâle quand on se met debout;
Suite d'exposition à un froid sec.

Belladonna 9 CH
Mal de tête battant de survenue brutale;
Le visage est rouge;
Les pupilles sont dilatées;
Les battements correspondent à ceux du pouls;
Aggravation par les secousses;
Amélioration lorsque la tête est penchée en arrière.

Bryonia alba 9 CH
Mal de tête aggravé par le moindre mouvement, même par les mouvements des yeux;
Mal de tête en toussant.

Cyclamen europæum 9 CH
Migraine ophtalmique avec scintillements ou, au contraire, points noirs devant les yeux.

Gelsemium sempervirens 9 CH
Mal de tête ou migraine précédés de troubles oculaires;
Localisation à l'arrière du crâne;
La crise peut se terminer par l'émission d'une urine incolore;
La patiente veut qu'on la laisse tranquille.

Glonoïnum 9 CH
Mal de tête ou migraine violents;
Montée de sang à la tête;

Impression que la tête va éclater;
Particulièrement après une insolation.

Iris versicolor 9 CH
Mal de tête frontal;
Début par des troubles visuels;
Nausées;
Vomissements acides.

Magnesia phosphorica 9 CH
Mal de tête dans les suites d'un accouchement.

Sanguinaria canadensis 9 CH
Mal de tête avec afflux de sang à la tête ;
Bouffées de chaleur ;
La douleur commence à l'arrière du crâne et vient ensuite se fixer au-dessus de l'œil droit.

Sepia officinalis 9 CH
Migraine avec pâleur, traits tirés, yeux cernés ;
Nausées ou vomissements ;
Fatigue intense ;
Amélioration dans le noir ;
Signalez à votre médecin toute céphalée persistante.

CÉSARIENNE

Voir Intervention chirurgicale.

CHALEUR (INTOLÉRANCE À LA)

Vous avez tout prévu, mais tout de même pas la chaleur qu'il fait cet été ! Si la vague de chaleur vous accable, prenez donc deux fois par semaine un tube-dose de :

Natrum carbonicum 12 CH

CHEVEUX

Il arrive parfois que la chute des cheveux s'accélère au cours de la grossesse, ou bien qu'ils deviennent plus gras.

Prenez 3 granules trois fois par jour de l'un (ou plusieurs, si vous hésitez) des médicaments suivants, jusqu'à guérison.

Natrum muriaticum 9 CH
Cheveux gras, de même que la peau du front ;
Éruptions à la limite du cuir chevelu.

Oleander 9 CH
Cheveux gras ;
Démangeaisons et sensibilité du cuir chevelu.

Phosphoricum acidum 9 CH
Cheveux gras;
Perte des cheveux.
Voir plus loin Cuir chevelu.

CILS (CHUTE DES)

Fluoricum acidum 9 CH
Chute des cils;
Démangeaisons de l'angle interne de l'œil;
À prendre sur une longue période, 3 granules matin et soir.

CŒUR

Les conseils ci-après concernent les palpitations et symptômes localisés dans la région cardiaque, sans maladie lésionnelle du cœur. Les troubles plus sérieux doivent être traités par un médecin.

Prenez 3 granules trois fois par jour de l'un (ou plusieurs, si vous hésitez) des médicaments suivants, jusqu'à guérison:

Aconitum napellus 9 CH
Palpitations violentes;
Anxiété, peur de mourir;
Fourmillements dans les doigts;
Suite d'émotion, de peur.

Cactus grandiflorus 9 CH
Palpitations violentes;
Cœur rapide;
Vertiges;
Hypotension artérielle;
Sensation comme si le cœur était dans un étau.

Carbo vegetabilis 9 CH
Palpitations améliorées par les éructations.

Glonoïnum 9 CH
Palpitations violentes;
Afflux de sang à la tête, mal de tête;
Souvent après une exposition au soleil.

Ignatia amara 9 CH
Palpitations à la suite d'émotions;
Oppression respiratoire avec grands soupirs;
Humeur changeante;
Besoin de contrarier l'entourage.

Kalmia latifolia 9 CH
Palpitations violentes, douloureuses;
Aggravation en se penchant en avant;
Anxiété ressentie au niveau du cœur.

Phosphorus 9 CH
Impression de sentir son cœur.

Spigelia anthelmia 9 CH
Palpitations violentes et douloureuses;
Mal de tête concomitant;
Les battements cardiaques sont visibles à travers les vêtements;
Aggravation en se penchant en avant, en bougeant.

COLIQUE ABDOMINALE

Les coliques, médicalement parlant, ne sont pas des diarrhées mais des douleurs de type spasmodique.

Voir Abdomen.

COLIQUE HÉPATIQUE

Correspond à un spasme des voies biliaires (vésicule biliaire, canal cholédoque), avec ou sans calcul. Prenez 3 granules trois fois par jour de l'un (ou plusieurs, si vous hésitez) des médicaments suivants, jusqu'à amélioration:

Belladonna 9 CH
Douleurs violentes de la région du foie;
Aggravation par les secousses (par exemple en voiture).

Berberis vulgaris 9 CH
Douleurs piquantes ou à type de «bouillonnement»;
Irradiation vers l'estomac et l'épaule gauche;
Aggravation par le mouvement et la pression.

Chelidonium majus 9 CH

Douleurs irradiées en arrière vers l'omoplate droite ;
Sensation de constriction par une ceinture autour de l'abdomen ;
Les selles sont jaune d'or et flottent sur l'eau.

China rubra 9 CH

Douleurs au moindre effleurement de la région hépatique ;
La pression forte est mieux supportée ;
Ballonnement non amélioré par l'émission de gaz ;
Le teint est jaune.

Magnesia phosphorica 9 CH

Douleurs violentes améliorées par la chaleur ;
Améliorées en pressant avec les mains la zone douloureuse et en se pliant en deux.

COLIQUE NÉPHRÉTIQUE

Correspond à un spasme des voies urinaires, le plus souvent dû au passage d'un calcul. Les symptômes étant en général très aigus, il est bon de répéter le traitement homéopathique toutes les dix à quinze minutes. Les symptômes disparaissent dès que le calcul est évacué.

Prenez 3 granules trois fois par jour de l'un (ou plusieurs, si vous hésitez) des médicaments suivants, jusqu'à amélioration :

Belladonna 9 CH

Douleurs de survenue brusque ;
Les urines sont rares avec de fausses envies d'uriner ;
Aggravation par les secousses (par exemple en voiture).

Berberis vulgaris 9 CH

Douleurs à type de « bouillonnement » dans la région des reins ;
Irradiation autour de l'abdomen et vers la vessie.

Colocynthis 9 CH

Douleurs soulagées en se pliant en deux, par la chaleur et la pression forte ;
La douleur rend irritable.

Lycopodium clavatum 9 CH

Douleurs irradiées à la vessie ;

Sable rouge dans les urines ;
La douleur est le plus souvent du côté droit.

Magnesia phosphorica 9 CH
Même tableau que *Colocynthis* mais sans l'irritabilité.

Nux vomica 9 CH
Douleur irradiée aux organes génitaux ;
Impossibilité de se coucher sur le côté gauche ;
Besoin constant d'uriner ;
L'urine sort goutte à goutte ;
La langue est chargée dans sa moitié postérieure.

Ocimum canum 9 CH
Colique néphrétique accompagnée de vomissements importants ;
Sable rouge dans les urines après la crise.

Pareira brava 9 CH
Besoin constant d'uriner ;
Douleurs sur tout le trajet allant du rein à la vessie ;
Irradiation aux organes génitaux, à l'aine et à la cuisse.

COLITE

La colite correspond à une inflammation du gros intestin (ou colon), qui est spasmé. Principaux symptômes : douleurs et ballonnement, aggravation par certains aliments comme les crudités, les fruits et légumes à pépins (tomates, raisin, melon, etc.).

Prenez 3 granules trois fois par jour de l'un (ou plusieurs, si vous hésitez) des médicaments suivants, jusqu'à amélioration :

Aloe socotrina 9 CH
Douleurs battantes autour du nombril ;
Diarrhée après avoir mangé ou bu ;
L'abdomen semble lourd, chaud et ballonné ;
Aggravation par la pression.

Graphites 9 CH
L'abdomen est dur comme s'il était plein de gaz, ce qui oblige à défaire les vêtements ;
Diarrhée chronique.

Magnesia phosphorica 9 CH

Douleurs intenses;

Passage de nombreux gaz qui ne soulagent pas;

Amélioration en se penchant en avant, en se massant le ventre et par la chaleur.

Natrum sulfuricum 9 CH

Diarrhée après le petit déjeuner;

Passage de nombreux gaz;

Douleurs aggravées quand on se couche sur le côté gauche;

Aggravation par les légumes frais.

Thuya occidentalis 9 CH

L'abdomen est douloureux et gargouille en permanence.

CONSTIPATION

Elle est très fréquente pendant la grossesse à cause de la présence d'une hormone, la progestérone. Pour y remédier pensez à boire suffisamment d'eau, au moins un litre et demi par jour, et réservez, quotidiennement, à la même heure, un temps assez long (quinze minutes si possible) pour aller à la selle. Vous finirez par faire réapparaître le réflexe.

Prenez 3 granules trois fois par jour de l'un (ou plusieurs, si vous hésitez) des médicaments suivants, jusqu'à amélioration:

Alumina 9 CH

Nécessité de gros efforts même pour une selle molle.

Collinsonia canadensis 9 CH

Constipation caractéristique de la grossesse;

Hémorroïdes saignantes.

Graphites 9 CH

Constipation avec grosses selles entourées de mucus;

Souvent accompagnée d'une fissure anale avec douleurs après les selles.

Hydrastis canadensis 9 CH

Constipation sans besoins pendant la grossesse ou après l'accouchement.

Ignatia amara 9 CH

Constipation en voyage.

Nux vomica 9 CH
Envies inefficaces d'aller à la selle ;
Impression que l'intestin n'est jamais vide ;
Langue chargée dans la moitié postérieure.

Opium 9 CH
Aucune envie d'aller à la selle ;
Les selles sont dures et noires.

COURBATURES

En cas de courbatures dans les suites d'un accouchement, prenez 3 granules trois fois par jour, jusqu'à cessation, d'

Arnica montana 9 CH

CRAMPES

Les troubles de la circulation veineuse et la diminution du taux de calcium dans le sang (consommé en partie par le bébé) favorisent la survenue de crampes.

Prenez 3 granules trois fois par jour de l'un (ou plusieurs, si vous hésitez) des médicaments suivants, jusqu'à guérison :

Colocynthis 9 CH
Crampes améliorées par les applications chaudes et en repliant le membre.

Cuprum metallicum 9 CH
Crampes des extrémités, surtout au cours d'une diarrhée.

Nux vomica 9 CH
Crampes violentes rendant irritable.

CREVASSES DES SEINS

Voir Seins.

CUIR CHEVELU

Prenez 3 granules trois fois par jour de l'un (ou plusieurs, si vous hésitez) des médicaments suivants, jusqu'à amélioration :

Calcarea carbonica 9 CH
Transpiration de la tête, particulièrement pendant le sommeil ;
Éruptions localisées au cuir chevelu.

Clematis erecta 9 CH
Pustules avec écoulement et démangeaison à la base du cuir chevelu dans la région occipitale.

Graphites 9 CH
Eczéma du cuir chevelu avec écoulement ressemblant à du miel.

Hepar sulfuris calcareum 9 CH
Infection du cuir chevelu avec odeur désagréable ;
L'infection s'étend de proche en proche.

Mezereum 9 CH
Démangeaisons du cuir chevelu avec cheveux collés.

Oleander 9 CH
Démangeaisons et douleurs du cuir chevelu ;
Séborrhée.

CYSTITE

Les *infections urinaires* aiguës, chroniques ou à répétition peuvent parfaitement se soigner sans antibiotique grâce à un traitement homéopathique. Au cours de la grossesse la vessie est comprimée par l'utérus, ce qui favorise la survenue de cystites.

Voici quelques conseils préventifs : buvez au moins un litre et demi de liquide par jour, évitez les sous-vêtements en tissu synthétique et les pantalons trop serrés.

Prenez 3 granules trois fois par jour de l'un (ou plusieurs, si vous hésitez) des médicaments suivants, jusqu'à guérison :

Cantharis 9 CH
Douleurs intolérables, brûlantes et coupantes ;
Envie incessante d'uriner ;
Sang dans les urines.

Formica rufa 9 CH
Douleurs moyennement fortes;
Sang dans les urines;
À prendre si l'analyse montre des urates.

Mercurius solubilis 9 CH
Douleur extrêmement forte;
L'urine sort « goutte à goutte »;
Sang dans les urines;
On retrouve souvent associé une salivation abondante.

Populus tremula 9 CH
Médicament pour les faux besoins (d'origine « sympathique ») du début de la grossesse.

Staphysagria 9 CH
Médicament de la fausse cystite d'origine nerveuse.

Terebinthina 9 CH
Douleurs importantes dans les reins, à type de brûlure;
Difficultés à uriner;
Les urinés sont chargées de sang;
Elles ont une odeur de violette.
En l'absence de symptômes précis, prenez:

Hepar sulfuris calcareum 9 CH
3 granules trois fois par jour, associé à:

Sérum anticolibacillaire 3 DH
1 ampoule-dose matin et soir.

Si les symptômes de cystite ne disparaissent pas rapidement, consultez votre médecin.

Voir aussi Urinaires (Troubles).

DÉCALCIFICATION

Les besoins en calcium du bébé sont très importants. Il est donc indispensable d'en absorber suffisamment pendant la grossesse, surtout sous forme de laitages.

En cas de décalcification, ou à titre de traitement préventif, alternez un dimanche sur deux :

Calcarea phosphorica 9 CH – 1 dose.

Natrum muriaticum 9 CH – 1 dose.

DÉMANGEAISONS

Pour les démangeaisons d'apparition récente (en cas de doute sur l'existence d'un diabète ou d'une hépatite, consultez votre médecin), prenez 3 granules trois fois par jour de l'un (ou plusieurs, si vous hésitez) des médicaments suivants, jusqu'à guérison.

Alumina 9 CH
Démangeaisons au niveau de l'anus ;
Sécheresse de la muqueuse.

Apis mellifica 9 CH
Démangeaisons importantes, surtout au niveau de l'anus ;
Amélioration par les applications froides.

Arsenicum album 9 CH
Démangeaisons si intenses que la personne se gratte jusqu'au sang ;
Sensations de brûlure améliorées par les applications chaudes.

Dolichos pruriens 9 CH
Démangeaisons la nuit par la chaleur ;
Troubles hépatiques ou constipation sans cause.

Staphysagria 9 CH
Démangeaisons « mobiles » : dès que la personne se gratte à un endroit, la démangeaison reparaît ailleurs.

Sulfur 9 CH
Démangeaisons améliorées par les applications froides et aggravées par la chaleur du lit ;
Médicament à ne prendre que deux ou trois jours, en l'absence d'antécédents d'eczéma ; au-delà de trois jours, demandez l'avis de votre médecin homéopathe.

Urtica urens 9 CH
La démangeaison ressemble à des coups d'aiguille ;
Aggravation par la chaleur ;
Alternance avec des rhumatismes.

DENTS

La grossesse est souvent responsable de caries dentaires (ou aggrave celles que vous aviez déjà). Ceci est dû en général à l'acidité de votre tube digestif. Le bébé a besoin de grandes quantités de calcium pendant sa formation et ce sont vos os qui les lui fournissent avant tout. Consultez votre dentiste systématiquement au quatrième mois de grossesse.

Les granules et globules qui constituent la présentation habituelle des médicaments homéopathiques sont à base de sucre (85 % de saccharose, 15 % de lactose), mais la quantité est minime (15 centigrammes pour trois granules, 1 gramme pour une dose de globules) et ne peut nuire à l'état de vos dents.

• Déminéralisation des dents

Pour éviter la déminéralisation et la fragilisation de vos dents (par la grossesse ou l'allaitement), prenez 3 granules trois fois par jour en alternance des deux médicaments suivants :

Calcarea fluorica 9 CH

Calcarea phosphorica 9 CH

Si des caries sont déjà présentes, prenez, tout en recevant les soins dentaires appropriés, 3 granules trois fois par jour, jusqu'à amélioration, de :

Kreosotum 9 CH

• Douleurs dentaires

Prenez 3 granules trois fois par jour de l'un (ou plusieurs, si vous hésitez) des médicaments suivants, jusqu'à amélioration :

Arnica montana 9 CH
À prendre avant ou après une extraction dentaire.

Arsenicum album 9 CH
Douleurs dentaires ;
Sensation de chaleur améliorée par l'eau chaude.

Belladonna 9 CH
Douleurs battantes aggravées par les secousses;
Correspond souvent au stade de début d'abcès dentaire.

Chamomilla vulgaris 9 CH
Douleurs très intenses et très mal supportées;
La joue du côté douloureux est rouge;
La douleur rend irritable;
Aggravation par les boissons chaudes et le café.

Cheiranthus cheiri9 CH
Pour tous les troubles liés à la dent de sagesse.

Coffea cruda 9 CH
Douleurs dentaires intolérables;
Amélioration temporaire par de l'eau glacée;
Retour des douleurs dès que l'eau se réchauffe dans la bouche.

Mercurius solubilis 9 CH
Abcès dentaire avec pus;
Gencives enflées;
Haleine désagréable;
La douleur irradie vers l'oreille;
Elle est améliorée en se massant la joue.

DÉPRESSION NERVEUSE

L'homéopathie sera d'autant plus d'efficace, en cas de dépression nerveuse, qu'elle aura été utilisée dès le début de la maladie (avant la prise de médicaments chimiques). Le médecin homéopathe prescrira un traitement de fond. Dans l'attente de votre rendez-vous, vous pouvez prendre 3 granules trois fois par jour de l'un (ou plusieurs, si vous hésitez) des médicaments suivants:

Arsenicum album 9 CH
Désespoir;
Impression de ne jamais devoir guérir;
Peur de la mort;
Refus de se soigner;
Souci des détails;

Agitation, anxiété et grand désir de compagnie ;
Aggravation de l'anxiété la nuit, spécialement aux alentours de 1 heure du matin.

Aurum metallicum 9 CH
Mélancolie, tristesse ;
Idées suicidaires («La mort paraît plus fascinante que la vie») ;
Si ces symptômes apparaissent, alertez immédiatement votre médecin.

Ignatia amara 9 CH
Dépression à la suite de contrariétés, de chagrin ;
Tendance à ruminer les problèmes ;
Soupirs, bâillements ;
Sensation de « boule » dans la gorge ou au creux de l'estomac ;
Besoin de rester seule ;
La consolation est insupportable.

Kalium phosphoricum 9 CH
Suite de surmenage ;
Épuisement cérébral.

Lycopodium clavatum 9 CH
Suite de vexation ou de colère ;
On se sent mieux en compagnie de quelqu'un mais la présence doit être silencieuse ;
Dépression accompagnée de troubles digestifs (ballonnement en particulier).

Natrum muriaticum 9 CH
Suite de chagrin ;
La personne est peu communicative, ne veut pas parler, et surtout pas de ses problèmes ;
Elle ne supporte pas la consolation, devient obsessionnelle, vérifie plusieurs fois si la porte est bien fermée, si les lumières sont éteintes.

Phosphoricum acidum 9 CH
Suite de surmenage cérébral ou d'amour déçu ;
Les symptômes ressemblent à ceux de Kalium phosphoricum mais il existe en plus un épuisement physique.

Pulsatilla 9 CH
Pleurs à la moindre cause ;
Recherche de consolation ;
Variabilité de l'humeur ;
Besoin d'être aimée.

Sepia officinalis 9 CH
Fatigue importante le matin au réveil, sans cause ;
Tristesse et aggravation par la consolation ;
Amélioration après deux ou trois heures de mise en route.
Grossesse difficile à supporter ;
Manque de confiance en soi.

En cas de dépression après la grossesse, encore appelée « dépression post-natale » ou « baby blues », *Sepia* est très souvent le bon médicament. L'essayer systématiquement.

Voir aussi Fatigue, Tristesse.

DIARRHÉE

Les diarrhées aiguës d'apparition récente peuvent être traitées par l'homéopathie. Si la diarrhée persiste, consultez votre médecin.

Prenez 3 granules trois fois par jour de l'un (ou plusieurs, si vous hésitez) des médicaments suivants, jusqu'à guérison :

Aconitum napellus 9 CH
Diarrhée avec selles vertes ;
Survenue brutale après un coup de froid sur le ventre.

Aloe socotrina 9 CH
Diarrhée accompagnée de beaucoup de gaz chauds ;
Survenue immédiatement après avoir mangé ou bu.

Antimonium crudum 9 CH
Diarrhée avec langue très chargée ;
Survenue après excès alimentaire.

Argentum nitricum 9 CH
Diarrhée par anxiété d'anticipation ;
Ou après excès de sucreries.

Arsenicum album 9 CH
Diarrhée d'odeur putride par intoxication alimentaire (voir ce mot).

China rubra 9 CH
Diarrhée avec douleurs violentes à type de crampes;
Amélioration en appuyant fort sur le ventre et en se penchant en avant.

Dioscorea villosa 9 CH
Diarrhée avec douleurs violentes;
Amélioration en se redressant ou en se penchant en arrière.

Lycopodium clavatum 9 CH
Diarrhée après avoir mangé des huîtres.

Phosphorus 9 CH
Diarrhée d'odeur fétide;
Soif intense.

Podophyllum peltatum 9 CH
Diarrhée précédée de gargouillements;
Survenue le matin de bonne heure.

Pulsatilla 9 CH
Diarrhée après avoir mangé du gras ou des glaces.

DIGESTION LENTE

Prenez 3 granules trois fois par jour de l'un (ou des deux, si vous hésitez) des médicaments suivants, jusqu'à amélioration:

Lycopodium clavatum 9 CH
Lourdeur d'estomac;
Besoin de faire une sieste (mais on n'est pas en forme dès quand on en sort);
Les aliments restent très longtemps dans l'estomac.

Nux vomica 9 CH
Lourdeur d'estomac;
Besoin de faire une sieste (qui fait du bien).

Voir aussi Aérophagie, Appétit, Ballonnement, Estomac, Hoquet, Nausées et vomissements, Vésicule biliaire.

DOS

Voir Lombalgie.

DOULEURS

Voir Abdomen, Accouchement, Ballonnement, Céphalée et migraine, Colique hépatique, Colique néphrétique, Courbatures, Crampes, Dents, Estomac, Lombalgie, Pubis, Pyrosis, Sciatique, Sexuels (Troubles).

ECCHYMOSES

Voir Traumatismes.

ECZÉMA

L'eczéma est une maladie de peau que l'homéopathie soigne très efficacement. Sauf en cas de réaction récente à un produit ménager ou à un produit de beauté, il s'agit d'une maladie de terrain pour laquelle le médecin homéopathe vous prescrira un traitement de fond. En attendant le rendez-vous, prenez 3 granules trois fois par jour de l'un (ou plusieurs, si vous hésitez) des médicaments suivants :

Antimonium crudum 9 CH
Eczéma avec peau épaissie et formation de croûtes ;
Souvent chez des personnes à fort appétit.

Apis mellifica 9 CH
La peau est rose et enflée ;
Douleurs brûlantes améliorées par des applications froides.

Arsenicum album 9 CH
Eczéma sec en fine poudre blanche ;
Peau épaisse ;
Démangeaison aggravée par le grattage.

Cantharis 9 CH
Eczéma avec présence de grosses cloques ;
Sensation de brûlure et de piqûre.

Graphites 9 CH
Suintement ressemblant à du miel, jaunâtre et collant.

Hepar sulfuris calcareum 15 CH
Eczéma surinfecté ;
La rougeur s'étend progressivement à la périphérie.

Mezereum 9 CH
Eczéma sous forme de petites vésicules ;
Démangeaisons importantes, surtout la nuit.

Rhus toxicodendron 9 CH
Eczéma avec démangeaisons importantes ;
Aggravation par le grattage ;
Amélioration par les applications chaudes ;
Vésicules contenant un liquide clair et entourées d'un liséré rouge.

Rhus venenata 9 CH
Eczéma avec démangeaisons importantes ;
Très petites vésicules sous la peau (aspect de *dyshidrose*) ;
Aggravation par les applications chaudes.

ÉMOTIONS

À la suite d'une émotion ou d'une contrariété vous ressentez des troubles physiques et moraux. Prenez 3 granules trois fois par jour de l'un (ou plusieurs), si vous hésitez des médicaments suivants, jusqu'à amélioration :

Aconitum napellus 9 CH
Troubles survenant à la suite d'une frayeur ;
Anxiété importante avec peur de mourir ;
Agitation physique et psychique ;
Sensation de mort imminente ;
Palpitations, fausses douleurs cardiaques ;
Douleurs à type de fourmillements.

Argentum nitricum 9 CH
Troubles survenant dans l'attente d'un événement, d'un examen ou, bien sûr, de l'accouchement) ;
Anxiété d'anticipation, précipitation, impatience ;

« Tout doit être terminé avant d'avoir commencé » ;
Troubles digestifs, irritation de la gorge ;
Tremblements.

Gelsemium sempervirens 9 CH
Troubles apparaissant à la suite d'une mauvaise nouvelle ;
Diarrhée d'anticipation ;
Tremblements ;
Lenteur.

Ignatia amara 9 CH
Anxiété après une émotion ou un chagrin ;
Sensation de boule dans la gorge ;
Grands soupirs et bâillements ;
Humeur changeante ;
Aggravation par la consolation.

Kalium phosphoricum 9 CH
Suite de surmenage intellectuel ;
Épuisement cérébral.

Staphysagria 9 CH
Suite de vexation ou de frustration ;
Irritabilité ;
Troubles urinaires.

Voir aussi Anxiété, Peurs.

ENGELURES

Vous risquez de souffrir, pendant votre grossesse, de troubles circulatoires. Si vous avez habituellement des engelures et que vous attendiez votre bébé pendant l'hiver, prenez 3 granules trois fois par jour de l'un (ou plusieurs, si vous hésitez) des médicaments suivants, jusqu'à amélioration :

Agaricus muscarius 9 CH
Engelures avec peau rouge, brûlante, enflée ;
Démangeaisons ;
Impression « d'aiguilles de glace ».

Apis mellifica 9 CH
Extrémités rouges ou rosées, enflées;
Douleurs piquantes et brûlantes;
Sensibilité au toucher;
Amélioration par les applications froides.

Arsenicum album 9 CH
Extrémités noirâtres;
Douleurs améliorées par la chaleur.

Pulsatilla 9 CH
Extrémités violettes;
Aggravation par la chaleur.

Rhus toxicodendron 9 CH
Engelures avec démangeaisons intenses;
Amélioration par le mouvement

Secale cornutum 9 CH
Le membre est froid au toucher;
Les douleurs sont brûlantes;
Amélioration par les applications froides;
On ne supporte pas d'être couvert.

ÉPISIOTOMIE

Voir Accouchement (Suite de couches), Sexuels (Troubles).

ESSOUFFLEMENT

Ce phénomène est accentué en fin de grossesse car le volume de l'abdomen empêche les poumons de se gonfler au maximum. Vous êtes moins bien dans les lieux qui « manquent d'air » et dans la foule, ce qui peut entraîner vertiges et palpitations.

Prenez 3 granules trois fois par jour de l'un (ou plusieurs, si vous hésitez) des médicaments suivants, jusqu'à amélioration:

Carbo vegetabilis 9 CH
Essoufflement aggravé par le ballonnement digestif.

Ignatia amara 9 CH
Essoufflement associé à de la nervosité et de l'anxiété.

Lobelia inflata 9 CH
Essoufflement pendant l'accouchement.

Nux vomica 9 CH
Avec sensation de pression vers le haut.

Pulsatilla 9 CH
Essoufflement dans les lieux surchauffés ou dans la foule ;
Amélioration à l'air frais.

ESTOMAC

- Brûlures d'estomac

  Les brûlures d'estomac, fréquentes pendant la grossesse, sont liées :

– au début de la grossesse au déséquilibre du système neurovégétatif ;

– vers la fin à un surcroît d'acidité.

  Manger lentement en fractionnant bien les repas est un conseil qui prend ici tout son sens.

  Prenez 3 granules trois fois par jour de l'un (ou plusieurs, si vous hésitez) des médicaments suivants, jusqu'à amélioration :

Aconitum napellus 9 CH
Douleurs vives et brutales de l'estomac ;
Immédiatement après avoir bu quelque chose de froid ;
Avec parfois peur de mourir.

Argentum nitricum 9 CH
Douleurs aggravées par les sucreries et les contrariétés ;
Apparition fréquente à la suite d'une émotion.

Arsenicum album 9 CH
Douleurs brûlantes ;
Amélioration en mettant quelque chose de chaud sur le ventre ;
Soif de petites quantités d'eau fréquemment répétées.

Iris versicolor 9 CH
Sensation d'acidité dans tout le tube digestif.

Phosphorus 9 CH
Douleurs brûlantes de l'estomac ;
Grande soif de grandes quantités d'eau froide qui est souvent vomie après avoir été réchauffée dans l'estomac.

- **Autres sensations**

  Ignatia amara 9 CH
  Sensation de vide à l'estomac améliorée par une inspiration profonde.

  Ipeca 9 CH
  Sensation d'estomac relâché.

  Sepia officinalis 9 CH
  Sensation de vide à l'estomac.

EUGÉNISME PRÉNATAL

Voir Bio-eugénique prénatale

FACE

- **Névralgie faciale**

  Prenez 3 granules trois fois par jour de l'un (ou plusieurs, si vous hésitez) des médicaments suivants, jusqu'à amélioration :

  Aconitum napellus 9 CH
  Douleurs aiguës, à début brutal ;
  Anxiété, éventuellement agitation ;
  Apparition après un coup de froid sec (par exemple en ayant roulé en voiture la fenêtre ouverte).

  Belladonna 9 CH
  Douleurs violentes et battantes, à début et fin brusques ;
  Aggravation par les secousses et le mouvement ;
  Visage rouge.

Dulcamara 9 CH
Névralgie faciale par temps humide ou après avoir été mouillée.

Spigelia anthelmia 9 CH
Douleurs violentes avec larmoiement, ressemblant à des douleurs dentaires ;
Aggravation par le mouvement et le bruit.

- ## Paralysie faciale

  Prenez 3 granules trois fois par jour de l'un (ou plusieurs, si vous hésitez) des médicaments suivants, jusqu'à amélioration :

  Aconitum napellus 9 CH
  Paralysie après un coup de froid sec ;
  Sensation d'engourdissement et de fourmillements ;
  Paralysie récente.

  Causticum 9 CH
  Paralysie progressive et chronique.

FAIM EXCESSIVE

Voir Appétit.

FATIGUE

La fatigue est un symptôme très commun pendant la grossesse. Il ne faut pas, cependant, négliger une fatigue persistante et qui pourrait être le témoin d'un problème plus profond, une anémie par exemple (voir ce mot).

Profitez d'un moment où il n'y a personne à la maison pour vous reposer vraiment (une demi-heure le matin, une heure l'après-midi), dans un fauteuil confortable, les pieds surélevés, les vêtements desserrés.

Prenez 3 granules trois fois par jour de l'un (ou plusieurs, si vous hésitez) des médicaments suivants, jusqu'à amélioration :

Arnica montana 9 CH
Fatigue après un effort physique ;
Fatigue normale de la fin de la grossesse ;
Courbatures après l'accouchement.

Céréales germées 6 DH
Médicament tonique et reconstituant pour les petits états de fatigue.

China rubra 9 CH
Fatigue après une perte liquidienne, diarrhée, vomissement, hémorragie, allaitement…

Kalium carbonicum 9 CH
État de faiblesse avec mal de la région des reins et transpiration.

Kalium phosphoricum 9 CH
Épuisement surtout cérébral ;
Impossibilité de réfléchir ;
On peut sortir de cet état pour agir.

Phosphoricum acidum 9 CH
Épuisement cérébral et physique ;
Impossibilité de sortir de cet état pour agir.

Sepia officinalis 9 CH
Principal médicament de la fatigue pendant la grossesse ;
À prendre de préférence aux médicaments ci-dessus si vous hésitez ;
Fatigue au réveil ;
Amélioration une ou deux heures après le lever.

Voir aussi Dépression nerveuse.

FAUSSE COUCHE

Voir Avortement spontané.

FIÈVRE

Toute fièvre pendant la grossesse doit être traitée immédiatement, surtout si elle est élevée. Elle peut être le seul symptôme d'une infection microbienne ou virale : les médicaments susceptibles de la faire « tomber » ne peuvent alors que retarder le diagnostic. En outre une fièvre très élevée peut avoir des conséquences fâcheuses sur le cours de la grossesse.

Dans l'attente de voir votre médecin, prenez 3 granules toutes les heures de l'un des médicaments suivants (ou plusieurs en alternance, si vous hésitez) :

Aconitum napellus 9 CH
Fièvre élevée à 39° ou plus, de survenue brutale ;

Agitation anxieuse et peur de la mort;
Peau sèche sans transpiration;
Survenue fréquente après un coup de froid sec.

Belladonna 9 CH

Fièvre élevée à 39° ou plus, de survenue brutale;
Peau moite;
Visage rouge et chaud;
Éventuellement tendance au délire.

Ferrum phosphoricum 9 CH

Fièvre moyenne, de 37°5 à 38°5;
Joues pâles ou rouges en alternance, en fonction des variations de la fièvre;
Saignements de nez.

Gelsemium sempervirens 9 CH

Fièvre d'installation progressive, sans soif;
Courbatures;
Sensation d'abrutissement.

Nux vomica 9 CH

Fièvre avec frilosité;
Éternuements abondants.

Rhus toxicodendron 9 CH

Fièvre avec douleurs musculaires;
Amélioration en bougeant;
Langue rouge au niveau de la pointe.

FORCEPS

Voir Accouchement (Suite de couches).

FROID

En cas de tendance à prendre froid facilement depuis une grossesse prenez une dose par semaine pendant deux mois de:

Kalium carbonicum 12 CH

GANGLIONS

Les ganglions, ou adénopathies, sont le reflet d'un phénomène inflammatoire au niveau de la région où ils se trouvent. Un diagnostic médical est indispensable pour juger de leur origine. Pour accélérer leur diminution, alternez un matin sur deux:

Calcarea carbonica 9 CH – 3 granules.

Aestus PC – 3 granules.

GINGIVITE

L'inflammation des gencives, ou gingivite, est très fréquente pendant la grossesse.

Faites vérifier l'état de vos dents et prenez 3 granules trois fois par jour de l'un (ou plusieurs si vous hésitez) des médicaments suivants, jusqu'à amélioration:

Carbo vegetabilis 9 CH
Gencives rétractées et sensibles au toucher;
Saignement à la succion ou au brossage des dents;
Concomitance de ballonnement intestinal.

Mercurius solubilis 9 CH
Gencives décolorées, spongieuses, rétractées, sensibles au toucher;
Suppuration et saignement;
Augmentation de la salivation, mauvaise haleine.

Phosphorus 9 CH
Gencives saignant facilement.

GRIPPE

Soignez-vous rapidement par l'homéopathie afin de ne pas laisser monter la fièvre.

Prenez 3 granules trois fois par jour de l'un (ou plusieurs, si vous hésitez) des médicaments suivants, jusqu'à guérison:

Aconitum napellus 9 CH
Fièvre élevée à 39° ou plus, de survenue brutale;
Agitation anxieuse et peur de la mort;
Peau sèche sans transpiration;
Survenue fréquente après un coup de froid sec.

Belladonna 9 CH
Fièvre élevée à 39° ou plus, de survenue brutale ;
Peau moite ;
Visage rouge et chaud.

Eupatorium perfoliatum 9 CH
Fièvre avec courbatures, sensation de meurtrissure généralisée ;
Mal de tête avec douleurs dans les yeux ;
Soif.

Ferrum phosphoricum 9 CH
Fièvre moyenne, de 37°5 à 38°5 ;
Joues pâles ou rouges en alternance, en fonction des variations de la fièvre ;
Saignements de nez.

Gelsemium sempervirens 9 CH
Fièvre d'installation progressive, sans soif ;
Courbatures ;
Sensation d'abrutissement.

Nux vomica 9 CH
Fièvre avec frilosité ;
La grippe débute souvent par des éternuements.

Rhus toxicodendron 9 CH
Fièvre avec douleurs musculaires ;
Amélioration en bougeant ;
Langue chargée au niveau de la pointe.

HÉMORRAGIE

Un saignement ne signifie pas obligatoirement qu'une fausse couche est en préparation. Cependant toute hémorragie, même minime, et quelle que soit la période de la grossesse, doit être signalée au médecin. En attendant son avis, prenez 3 granules toutes les heures ou trois fois par jour selon l'intensité de :

China rubra 9 CH
Ce médicament peut également être pris en cas de pertes sanguines après l'accouchement.

HÉMORROÏDES

Au cours de la grossesse, l'utérus augmente de volume et a tendance à comprimer les organes qui l'environnent, la circulation veineuse du bassin est ralentie, la constipation est souvent présente ; pendant l'accouchement la poussée sur le bas ventre est très forte : tous ces facteurs favorisent l'apparition d'hémorroïdes.

Les hémorroïdes ont généralement tendance à disparaître quelque temps après l'accouchement. En attendant, prenez 3 granules trois fois par jour de l'un (ou plusieurs, si vous hésitez) des médicaments suivants, jusqu'à guérison (sauf précision différente dans le texte ci-dessous) :

Æsculus hippocastanum 6 DH
Hémorroïdes violettes ;
Sensation de piqûres d'aiguille ;
Pas de saignement.
Vous pouvez répéter toutes les trois heures si la douleur est forte et associer, matin et soir, **pommade et suppositoires Æsculus composé**.

Collinsonia 9 CH
Hémorroïdes survenant pendant la grossesse ;
Sensation de piqûres d'aiguille ;
Amélioration par les applications froides ;
Saignement.

Graphites 9 CH
Hémorroïdes brûlantes ;
Souvent associées à une fissure anale.

Hamamelis virginiana 6 DH
Hémorroïdes avec saignement abondant ;
Vous pouvez répéter toutes les trois heures si la douleur est forte.

Lachesis mutus 9 CH
Hémorroïdes avec caillot (encore appelé « thrombose ») ;
Grosses douleurs au toucher, aux efforts de toux.

Nux vomica 9 CH
Hémorroïdes avec faux besoins d'aller à la selle.

Sepia officinalis 9 CH
Hémorroïdes avec sensation de « balle » dans le rectum ;
Elles apparaissent souvent après la grossesse.

HÉPATIQUE (COLIQUE)

Voir Colique Hépatique.

HERPÈS

L'herpès se manifeste sous forme d'une petite vésicule douloureuse siégeant, le plus souvent, autour de la bouche, dans la région génitale ou fessière. Cette petite vésicule est pleine de virus et donc contagieuse.

Il existe deux types de virus, dits « 1 » et « 2 ». L'homéopathie est remarquablement efficace sur les deux.

Il est important qu'il n'y ait pas d'herpès dans la région génitale au moment de l'accouchement car cela pourrait infecter le bébé. Il vous faut donc signaler à votre accoucheur toute tendance à l'herpès génital. En cas de crise au moment de l'accouchement (ou dans les vingt jours qui ont précédé), la césarienne s'impose.

Afin d'éviter ces inconvénients le médecin homéopathe vous prescrira un traitement de fond capable de prévenir les crises. Dans l'attente de la consultation, prenez 3 granules trois fois par jour de l'un (ou plusieurs, si vous hésitez) des médicaments suivants, jusqu'à guérison :

Rhus toxicodendron 9 CH
Vésicule entourée d'un liséré rouge ;
Douleurs et démangeaison ;
Amélioration des douleurs par les applications chaudes.

Mercurius solubilis 9 CH
La vésicule commence à suppurer ;
Présence de ganglions.

HOQUET

La pression abdominale exercée par l'utérus sur le diaphragme (muscle séparant la cavité thoracique de celle de l'abdomen) peut être responsable de crises de hoquet.

Prenez 3 granules trois fois par jour de l'un (ou plusieurs, si vous hésitez) des médicaments suivants, jusqu'à guérison :

Cuprum metallicum 9 CH
Hoquet suivi de vomissements ;
Amélioration en buvant de l'eau froide.

Cyclamen europæum 9 CH
Hoquet de la grossesse apparaissant après les repas.

Hyoscyamus niger 9 CH
Hoquet après les repas en cas d'affection intestinale.
Ignatia amara 9 CH
Hoquet apparaissant après une émotion ou après avoir bu du café.

Nux vomica 9 CH
Hoquet après avoir trop mangé ou bu de l'alcool

HYPERTENSION OU HYPOTENSION ARTÉRIELLE

Voir Tension artérielle.

INFECTION URINAIRE

Voir Cystite.

INSOMNIE

Si l'insomnie est ancienne, il vaut mieux consulter votre médecin homéopathe qui vous prescrira un traitement de fond.

Pour les insomnies récentes, prenez 3 granules une heure avant le coucher, à répéter dans la nuit si nécessaire, de l'un des médicaments suivants, jusqu'à amélioration :

Aconitum napellus 9 CH
Insomnie à la suite d'une frayeur ;
Anxiété et excitation provoquent l'insomnie.

Coca 9 CH
Insomnie à la montagne.

Coffea cruda 9 CH
Insomnie avec abondance d'idées ;
Insomnie par l'excitation d'une bonne nouvelle ou après avoir bu du café.

Gelsemium sempervirens 9 CH
Insomnie à la suite d'une mauvaise nouvelle ;
Insomnie par peur de ne pas dormir.

Ignatia amara 9 CH
Insomnie après une contrariété ;
Oppression respiratoire ;
Sensation de « boule » dans la gorge ;
Humeur changeante.

Lycopodium clavatum 9 CH
Somnolence dans la journée, impossibilité de dormir la nuit ;
Mauvaise humeur au réveil ;
Association à des troubles digestifs.

Nux vomica 9 CH
Insomnie par abus d'excitants ou d'alcool.

Thuya occidentalis 9 CH
Insomnie persistante avec réveil aux alentours de 4 heures du matin.

INTERVENTION CHIRURGICALE

Si vous savez à l'avance que vous devez subir une opération (par exemple une césarienne), préparez-vous en prenant des tubes-doses des trois médicaments suivants :

Gelsemium sempervirens 12 CH

Arnica montana 12 CH

Nux vomica 12 CH

Une dose par jour en changeant chaque jour de médicament. Commencez huit jours avant, et continuez huit jours après l'intervention.

Si l'opération est décidée au dernier moment essayez, au moins, de prendre une dose d'*Arnica montana* 12 CH. Prenez ensuite le traitement prévu ci-dessus pendant les huit jours qui suivent.

INTOXICATION ALIMENTAIRE

Il est important, pendant la grossesse, d'éviter les aliments susceptibles d'entraîner des troubles digestifs, tels que fruits de mer, crèmes glacées douteuses, etc. Si, malgré ces précautions, le cas se produisait, prenez 3 granules trois fois par jour de l'un (ou plusieurs, si vous hésitez) des médicaments suivants, jusqu'à guérison :

Arsenicum album 9 CH
Intoxication par mets avariés ;
Gastro-entérite avec nausées, vomissements à la vue ou à l'odeur des aliments ;
Douleurs brûlantes de l'estomac ou de l'abdomen ;
Diarrhée d'odeur épouvantable.

Carbo vegetabilis 9 CH
Fermentation avec ballonnement de la partie supérieure de l'abdomen responsable de troubles respiratoires ;
Soulagement temporaire par des renvois.

Pyrogenium 9 CH
Diarrhée nauséabonde ;
Fièvre élevée avec pouls lent ;
Courbatures très douloureuses.

IRRITABILITÉ

En cas d'irritabilité pendant la grossesse ou l'accouchement, prenez 3 granules trois fois par jour, jusqu'à guérison, de :

Chamomilla vulgaris 9 CH.

JAMBES ENFLEES

Voir Œdème (d'origine circulatoire).

LAIT

Voir Seins

LARYNGITE AIGUË

Douleur aiguë au niveau du larynx, soit au cours d'une maladie fébrile, soit après avoir trop forcé sa voix. Ce qui suit ne concerne que les laryngites d'apparition aiguë. Les laryngites chroniques doivent obligatoirement être vues par un médecin.

Prenez 3 granules trois fois par jour de l'un (ou plusieurs, si vous hésitez) des médicaments suivants, jusqu'à guérison :

Allium cepa 9 CH
Laryngite associée à un rhume avec sensation de déchirure du larynx et voix rauque ;
Aggravation en inspirant de l'air froid.

Apis mellifica 9 CH
Œdème du larynx avec sensation que chaque respiration est la dernière ;
Amélioration par des compresses froides.

Arnica montana 9 CH
Enrouement après avoir trop forcé sur la voix.

Drosera rotundifolia 9 CH
Enrouement avec sensation de chatouillement dans le larynx ;
Aggravation en mangeant et en buvant.

Phosphorus 9 CH
Enrouement le soir avec sensation de brûlure empêchant de parler ;
Laryngite douloureuse.

Spongia tosta 9 CH
Enrouement avec larynx sec et brûlant ;
Toux aboyante améliorée en mangeant et en buvant.

LOMBALGIE

Le « mal de reins » correspond en fait à une souffrance des muscles de la colonne vertébrale dans la région lombaire (celle où se trouvent les reins). Ceci est très commun pendant la grossesse ou l'accouchement. En cas de douleurs, prenez 3 granules trois fois par jour de :

Nux vomica 9 CH
Douleurs lombaires pendant la grossesse.

Kalium carbonicum 9 CH
Douleurs lombaires pendant l'accouchement, sensation d'accoucher « par les reins ».

MASQUE DE GROSSESSE

Le masque de grossesse (voir page 28) s'atténue avec 3 granules trois fois par jour, jusqu'à amélioration, de :

Sepia officinalis 9 CH

MAUX DE TÊTE

Voir Céphalée et migraine.

MONONUCLÉOSE INFECTIEUSE

Infection virale débutant par une grosse angine et des ganglions douloureux. Le diagnostic se fait grâce à une prise de sang qui montre un grand nombre de globules blancs, dits « mononucléaires », et la positivité d'un test caractéristique de la mononucléose. Cette maladie est bénigne mais il peut persister, parfois pendant longtemps, une fatigue intense.

Une fois le diagnostic posé, vous pouvez prendre 3 granules trois fois par jour de l'un (ou plusieurs, si vous hésitez) des médicaments suivants, jusqu'à guérison :

Kalium bichromicum 9 CH
Les amygdales présentent des ulcérations et sont couvertes de filaments verdâtres.

Mercurius solubilis 9 CH
Fièvre à prédominance nocturne ;
Transpiration qui ne soulage pas et a une mauvaise odeur ;
Salivation abondante, haleine fétide ;
Langue enflée, sur laquelle on peut voir l'empreinte des dents.

Natrum muriaticum 9 CH
Médicament le plus souvent indiqué pour lutter contre la fatigue persistante.

MYCOSE

La mycose correspond à une infection par un champignon microscopique. Elle peut se situer au niveau de la peau ou des muqueuses.

Prenez 3 granules trois fois par jour de l'un (ou plusieurs, si vous hésitez) des médicaments suivants, jusqu'à guérison :

Arsenicum album 9 CH
Éruption cutanée sous forme de petites croûtes sèches et rondes ;
Ou fine poudre comme de la farine.

Graphites 9 CH
Mycose des ongles qui deviennent épais, déformés, fendus et cassants.

Sepia officinalis 9 CH
Médicament de fond le plus souvent indiqué dans les mycoses;
Éruptions sèches et rondes guérissant par le centre.
Voir également Candidose vaginale.

NAUSÉES ET VOMISSEMENTS

Certaines femmes, surtout pendant le premier trimestre, souffrent de nausées et de vomissements. Ceci correspond à une sensibilité particulière aux hormones de la grossesse. Ces troubles peuvent être traités par des médicaments et évités par des précautions simples:

– ne vous levez pas le matin avec l'estomac vide, prenez votre petit déjeuner au lit;

– fractionnez vos repas tout au long de la journée.

Aidez-vous d'un (ou plusieurs, si vous hésitez) des médicaments suivants, 3 granules trois fois par jour jusqu'à amélioration:

• Nausées et vomissements pendant la grossesse

Cocculus indicus 9 CH
Nausées apparaissant ou s'aggravant à la pensée, à la vue ou à l'odeur des aliments;
Nausées et vertiges dans un moyen de transport, quel qu'il soit, et même à la vue du mouvement;
Aggravation au grand air et en mangeant.

Colchicum autumnale 9 CH
Nausées à l'odeur ou à l'idée des aliments;
Concomitance de diarrhée épuisante.

Ignatia amara 9 CH
Nausées et vomissements aggravées par les odeurs de café, tabac, parfum.

Ipeca 9 CH
Nausées constantes;
Vomissements qui ne soulagent pas;

Salivation intense;
La langue est propre.

Iris versicolor 9 CH
Vomissements acides et acidité de l'estomac.

Nux vomica 9 CH
Nausées ou vomissements apparaissant après un repas trop copieux;
Nausées après avoir fumé (une erreur quand on est enceinte!);
L'arrière de la langue est chargé;
Il peut y avoir en même temps de l'irritabilité;
Tous ces symptômes sont améliorés par une sieste, même courte.

Sepia officinalis 9 CH
Médicament de base des nausées et des vomissements de la grossesse;
Nausées au réveil;
Aggravation par le brossage des dents, par l'odeur des aliments et en se couchant sur le côté;
Très efficace dans les vomissements dits «incoercibles» de la grossesse. À prendre dans ce cas sous surveillance médicale.

Symphoricarpus 9 CH
Médicament assez spécifique des nausées et vomissements persistants de la grossesse;
Aggravation au moindre mouvement;
Amélioration en s'allongeant sur le dos.

Tabacum 9 CH
Nausées et vomissement avec sueurs froides;
Amélioration au grand air.

- Pendant l'allaitement

Ipeca 9 CH
Nausées pendant l'allaitement.

NÉPHRÉTIQUE (COLIQUE)

Voir Colique Néphrétique.

NOMBRIL (DOULEURS DU)

Voir Accouchement.

NOUVEAU-NÉ (SOINS AUX)

Si le nouveau-né est un peu bleu, sans trouble majeur, simplement parce que l'accouchement a un peu traîné, glissez-lui sur la langue 3 granules réduits en poudre de :

Carbo vegetabilis 5 CH

ODORAT

En cas d'odorat hypersensible pendant la grossesse prenez 3 granules trois fois par jour de l'un (ou des deux, si vous hésitez) des médicaments suivants :

Ignatia amara 9 CH
En cas de difficulté à supporter les odeurs de café, tabac, parfum.

Sepia officinalis 9 CH
En cas de difficulté à supporter les odeurs d'aliments.

ŒDÈME

« Œdème » est le terme médical pour gonflement des tissus.

• Œdème allergique

Chez certaines personnes, les tissus peuvent gonfler après contact avec une substance allergisante : ingestion de certains aliments, inhalation de pollens, piqûre d'insecte, application de produits de beauté, etc. Lorsqu'il siège à la face, on parle d'« œdème de Quincke ».

Prenez 3 granules trois fois par jour de l'un (ou plusieurs, si vous hésitez) des médicaments suivants, jusqu'à guérison :

Apis mellifica 9 CH
Œdème rosé de la peau, très sensible au toucher ;
Œdème de Quincke, urticaire ;
Amélioration par les applications froides ;
Absence de soif.

Belladonna 9 CH
Œdème douloureux, rouge et chaud ;
Accompagné de soif.

• Œdème d'origine circulatoire

Dans ce cas l'œdème correspond à une enflure des tissus par accumulation de liquide. Vous pouvez en avoir une première idée en constatant que votre alliance laisse une marque autour de votre doigt ou devient difficile à enlever. Votre visage ou vos membres inférieurs peuvent également être enflés.

Les œdèmes des membres inférieurs sont, le plus souvent, d'origine organique. Il convient donc de les prendre au sérieux et de consulter un médecin. En attendant le rendez-vous, prenez 3 granules trois fois par jour de l'un (ou plusieurs, si vous hésitez) des médicaments suivants :

Hamamelis virginiana 9 CH
Sensation de meurtrissure au niveau des veines qui sont sensibles au toucher ;
Hématomes et « bleus » au moindre choc.

Lachesis mutus 9 CH
Jambes violettes, hématomes spontanés ;
Le moindre saignement est difficile à arrêter.

ONGLES

Prenez 3 granules trois fois par jour de l'un (ou plusieurs, si vous hésitez) des médicaments suivants, jusqu'à amélioration :

Antimonium crudum 9 CH
Les ongles sont épais ;
Ils cassent et ne repoussent pas ;
Mycose des ongles.

Causticum 9 CH
Présence de verrues sous et autour des ongles.

Cuprum oxydatum nigrum 9 CH
Peut être efficace pour aider à ne plus se ronger les ongles.

Graphites 9 CH
Les ongles sont épais, déformés, fendus ;
Ils cassent mais repoussent ;
Mycose des ongles.

Silicea 9 CH
Taches blanches sur les ongles ;
À prendre pendant au moins trois mois.

Teucrium marum 9 CH
Pour éviter la récidive des ongles incarnés ;
À prendre après les soins locaux.

Thuya occidentalis 9 CH
Les ongles sont mous ;
Ondulés dans le sens de la largeur ou striés verticalement.

OPÉRATION

Voir Intervention chirurgicale.

PALPITATIONS

Voir Cœur.

PÉRIDURALE

Voir Accouchement (Suite de couches).

PÉRINÉE

Pour préparer les muscles du périnée à l'accouchement prenez, tout en faisant des exercices d'assouplissement, une dose une fois par semaine jusqu'à l'accouchement de :

Sepia officinalis 12 CH

PERTES BLANCHES

Les pertes vaginales doivent être signalées au médecin. En effet, une infection vaginale peut avoir une influence sur le cours de votre grossesse. Dans l'attente de la consultation, prenez 3 granules trois fois par jour de l'un (ou plusieurs, si vous hésitez) des médicaments suivants :

Alumina 9 CH
Pertes transparentes ou de mucus jaune ;
Très abondantes ;
Ne coulent que pendant la journée.

Borax 9 CH
Pertes épaisses comme du blanc d'œuf.

Kalium bichromicum 9 CH
Pertes jaunes ou vertes ;
Très épaisses, comme des filaments.

Helonias dioïca 9 CH
Pertes abondantes avec descente d'organes et impression de sentir les contours de l'utérus.

Kreosotum 9 CH
Pertes très irritantes, d'odeur désagréable ;
Elles tachent le linge en jaune ;
Sensation de démangeaison.

Mercurius solubilis 9 CH
Pertes verdâtres avec irritation locale ;
Aggravation la nuit.

Pulsatilla 9 CH
Pertes non irritantes ressemblant à de la crème ;
Elles coulent en position allongée.

Sepia officinalis 9 CH
Pertes, soit laiteuses, soit comme de l'eau ;
Démangeaisons ;
Médicament de fond de la mycose et des pertes blanches pendant la grossesse.

⊙ Traitement local

Mettre le soir au coucher, jusqu'à amélioration, un ovule gynécologique *Hydrastis-Calendula*.

PERTES SANGUINES

Voir Hémorragie.

PEURS

Prenez 3 granules trois fois par jour de l'un (ou plusieurs, si vous hésitez) des médicaments suivants, jusqu'à amélioration :

Aconitum napellus 9 CH

Peur de la foule;
Peur de mourir (par exemple au cours de l'accouchement);
Concomitance de palpitations cardiaques;
Aggravation en cas de fièvre;
Ces symptômes sont très forts mais se calment assez rapidement.

Actæa racemosa 9 CH

Peur de l'accouchement;
Peur de mourir;
Peur de devenir folle;
Humeur changeante avec alternance d'excitation de tristesse.

Argentum nitricum 9 CH

Peur de la foule;
Peur des espaces clos (claustrophobie);
Peur des places vides (agoraphobie);
Peur de sortir de chez soi;
Peur des maladies;
Vertige des hauteurs;
Anxiété d'anticipation;
Tendance à tout faire avec hâte et précipitation.

Arsenicum album 9 CH

Peur de la solitude;
Peur des voleurs;
Peur de mourir;
Besoin de compagnie;
Méticulosité;
Aggravation des symptômes la nuit vers 1 heure;
Les symptômes ressemblent à ceux d'*Aconitum napellus*, mais sont moins aigus. Dans le cas d'*Arsenicum album*, les peurs sont à répétition ou même permanentes.

Calcarea carbonica 9 CH

Peur de l'avenir;
Peur de devenir folle;
Peur des maladies;
Aggravation générale dans la soirée.

Gelsemium sempervirens 9 CH
Suites de frayeur pendant la grossesse.

Ignatia amara 9 CH
Anxiété, insomnie;
Peur de ne jamais pouvoir dormir à nouveau;
Réveil à minuit avec peur qu'il n'y ait des voleurs dans la maison.

Kalium bromatum 9 CH
Peur de la solitude;
Terreurs nocturnes

Lycopodium clavatum 9 CH
Peur de la solitude avec désir d'une présence silencieuse;
Peur d'un échec;
Ces symptômes sont associés à des troubles digestifs.

Natrum muriaticum 9 CH
Peur des voleurs;
Ceci est associé à des tendances à la vérification: on va voir si la porte d'entrée est bien verrouillée, si on a bien fermé le gaz, etc.

Phosphorus 9 CH
Peur de l'avenir;
Peur du crépuscule, peur du noir;
Peur des maladies, de mourir;
Peur de l'orage;
Peur des voleurs;
Ces peurs sont aggravées dans la solitude, d'où la recherche de compagnie;
La personne est facilement fatiguée, elle n'est pas capable de faire des efforts.

Pulsatilla 9 CH
Facilement effrayée;
Peur de la solitude;
Peur de rencontrer des personnes étrangères;
Pleurs faciles, caractère doux et recherchant la sympathie.

Stramonium 9 CH
Peur du noir et de la solitude;
La présence de quelqu'un rassure.

Voir aussi Anxiété, Peurs.

PHLÉBITE

Si un caillot obture une veine profonde on parle de phlébite. Il s'agit d'une urgence pour laquelle le médecin prescrit des anticoagulants. Le traitement homéopathique est alors un adjuvant, c'est lui qui apporte le confort.

Si le caillot obture une veine superficielle on parle de « périphlébite » (et non de « paraphlébite »). L'affection est un peu moins sérieuse. Dans ce cas le traitement homéopathique, associé au repos, suffit le plus souvent. Prenez 3 granules trois fois par jour de l'un (ou plusieurs, si vous hésitez) des médicaments suivants, jusqu'à guérison :

Arnica montana 9 CH
Périphlébite apparaissant après un coup ou une marche exagérée.

Hamamelis virginiana 9 CH
Veines dures, douloureuses, sensibles au toucher ;
Sensation de meurtrissure.

Lachesis mutus 9 CH
La peau est violette ;
La périphlébite se complique d'ulcère variqueux.

Pulsatilla 9 CH
Varices douloureuses et enflammées ;
Aggravation quand la jambe est pendante.

Vipera redi 9 CH
Inflammation veineuse avec enflure ;
Impression que la jambe va éclater ;
Aggravation quand la jambe est pendante ;
Amélioration en la surélevant.

PLACENTA

Pour favoriser l'expulsion du placenta, prenez 3 granules trois fois par jour pendant deux jour de :

Cantharis 9 CH.

PLEURS

Voir Tristesse.

PRÉPARATION HOMÉOPATHIQUE À L'ACCOUCHEMENT

Voir Accouchement.

PROLAPSUS

Voir Rectum, Utérus.

PRURIT

Voir Démangeaisons.

PUBIS (DOULEURS DU)

Si vous avez des douleurs dans la région du pubis à cause de la grossesse, prenez 3 granules des deux médicaments suivants trois fois par jour, jusqu'à amélioration :

Ruta graveolens 9 CH

Sabina 9 CH

PYROSIS

Le pyrosis est une sensation de brûlure qui part de l'estomac, remonte le long de l'œsophage jusqu'à la gorge et s'accompagne d'éructations et de renvois de suc gastrique (acide). Il est aggravé pendant la grossesse du fait de la pression exercée sur les organes abdominaux par l'utérus, et aggravé, bien entendu, en position horizontale.

Vous vous sentirez mieux en surélevant la tête de lit de 10 à 15 centimètres et en prenant 3 granules trois fois par jour de l'un (ou plusieurs, en cas d'hésitation) des médicaments suivants, jusqu'à guérison :

Arsenicum album 9 CH
Douleurs brûlantes accompagnées de nausées et de vomissements acides ;
Anxiété ;
Aggravation souvent nocturne vers 1 heure du matin.

Iris versicolor 9 CH
Sensation de brûlure de tout le tube digestif.

Lycopodium clavatum 9 CH

Renvois brûlants ;

Ballonnement après les repas ;

Aggravation souvent en fin d'après-midi.

Phosphorus 9 CH

Brûlures au niveau de l'œsophage ;

Soif d'eau glacée qui est vomie dès qu'elle se réchauffe dans l'estomac.

RECTUM

Selon les circonstances, prenez 3 granules trois fois par jour, jusqu'à amélioration, de l'un des médicaments suivants :

Sepia officinalis 9 CH

Sensation de balle dans le rectum pendant la grossesse.

Ruta graveolens 9 CH

La muqueuse rectale sort un peu par l'anus après l'accouchement.

REINS (MAL DE)

Voir Lombalgie.

RHÉSUS

Le facteur Rhésus est une substance contenue dans le sang et qui conditionne la compatibilité sanguine entre les personnes. Un problème peut survenir à la faveur d'une première grossesse chez une mère dont le sang est « Rhésus négatif » (elle n'a pas le facteur en question), et qui porte un enfant « Rhésus positif » (un cas sur 200 femmes enceintes). Les deux sangs sont en contact au moment de l'accouchement, ce qui provoque dans le sang de la mère des anticorps anti-Rhésus. Lors d'une deuxième grossesse, si le second enfant est « Rhésus positif » les anticorps fabriqués pendant la première grossesse vont détruire les globules rouges du nouveau bébé, ce qui crée une anémie et nécessite une transfusion complète de sang à la naissance.

Les médecins injectent systématiquement aux femmes venant d'accoucher d'un premier enfant Rhésus positif un sérum anti-Rhésus qui protégera un éventuel bébé à venir (la même chose est faite en cas d'interruption volontaire ou involontaire de grossesse).

Pour qu'il y ait conflit il faut que le groupe sanguin du bébé soit positif et celui de sa mère négatif. Ceci dépend du facteur Rhésus du père : s'il est positif alors que la mère est Rhésus négatif il peut y avoir un problème.

En cas de problème d'incompatibilité, l'homéopathie cède naturellement le pas au sérum anti-Rhésus.

	MÈRE	PÈRE	BÉBÉ	PROBLÈME
	+	+	+	Aucun
	+	-	+	Aucun
RHÉSUS	-	-	-	Aucun
	-	+	+	Possible

RHINOPHARYNGITE

Pendant la période aiguë prenez 3 granules trois fois par jour de l'un (ou plusieurs, si vous hésitez) des médicaments suivants, jusqu'à amélioration :

Arsenicum iodatum 9 CH
Écoulement nasal comme de l'eau, irritant la lèvre supérieure.

Hydrastis canadensis 9 CH
Écoulement verdâtre dans l'arrière-gorge.

Kalium bichromicum 9 CH
Mucosités verdâtres, épaisses et filantes ;
Croûtes dans le nez ;
Voix nasale ;
Inflammation des sinus.

Mercurius solubilis 9 CH
Écoulement jaune verdâtre, irritant ;
Salivation intense, haleine fétide et langue enflée ;
Fièvre nocturne ;
Transpiration de mauvaise odeur et qui ne soulage pas ;
Aggravation dans une pièce trop chauffée.

Nux vomica 9 CH
Nez bouché la nuit ;
Écoulement le matin au réveil avec des éternuements.

Pulsatilla 9 CH
Écoulement jaune verdâtre, non irritant;
Perte du goût et de l'odorat;
Aggravation dans une pièce trop chauffée.

RHUME

Maladie bénigne; le plus souvent d'origine virale, le rhume est difficile à traiter rapidement, quel que soit le type de médecine utilisé. Avec l'homéopathie le rhume passe, comme habituellement, par ses différentes phases, cependant le confort est meilleur et les complications très improbables.

Prenez 3 granules trois fois par jour de l'un (ou plusieurs, si vous hésitez) des médicaments suivants, jusqu'à amélioration:

Aconitum napellus 9 CH
Rhume survenant après un coup de froid sec;
Le nez est sec;
La fièvre est élevée.

Allium cepa 9 CH
Écoulement nasal irritant;
Éternuements;
Larmoiement non irritant;
Aggravation à la maison, amélioration en plein air.

Arsenicum album 9 CH
Écoulement nasal comme de l'eau, irritant la lèvre supérieure;
Éternuements qui ne soulagent pas;
Amélioration par la chaleur.

Belladonna 9 CH
À prendre au tout début, si le rhume est arrivé de manière brutale;
Congestion de la tête;
Gorge rouge;
Fièvre élevée.

Gelsemium sempervirens 9 CH
Rhume s'installant lentement après un coup de froid;
Mal de tête abrutissant;
Courbatures;
Absence de soif malgré la fièvre.

Kalium bichromicum 9 CH
Rhume traînant;
Douleurs à la racine du nez et dans les sinus frontaux;
Écoulement verdâtre en filaments;
Croûtes dans le nez;
Voix nasale.

Mercurius solubilis 9 CH
Le rhume traîne et tombe sur la poitrine;
Écoulement purulent et irritant;
Salivation intense avec haleine fétide;
Sinusite;
Fièvre à prédominance nocturne;
Transpiration qui ne soulage pas.

Natrum muriaticum 9 CH
Écoulement aqueux très abondant;
Perte du goût et de l'odorat;
Concomitance fréquente d'un herpès labial.

Nux vomica 9 CH
Le rhume débute par des éternuements;
Le nez est bouché la nuit et coule le jour.

Pulsatilla 9 CH
Rhume déjà installé;
L'écoulement est jaune verdâtre mais non irritant;
Le nez coule le matin et se bouche le soir;
Aggravation par la chaleur;
Amélioration en plein air.

RHUME DES FOINS

Allergie saisonnière causée par les pollens, avec écoulement nasal et oculaire, éternuements, conjonctivite.

Prenez 3 granules trois fois par jour de l'un (ou plusieurs, si vous hésitez) des médicaments suivants, jusqu'à guérison:

Apis mellifica 9 CH
Nez bouché;

Paupières rosées, enflées avec démangeaisons ;
Douleurs piquantes améliorées par les applications froides.

Arsenicum album 9 CH
Écoulement aqueux par le nez et les yeux, brûlant et irritant ;
Beaucoup d'éternuements épuisants ;
Aggravation la nuit.

Gelsemium sempervirens 9 CH
Écoulement comme de l'eau ;
Mal de tête abrutissant ;
Somnolence ;
Désir d'être laissée tranquille.

Ipeca 9 CH
Rhume des foins avec toux ou asthme allergiques ;
Nausées par la toux ;
Langue propre.

Natrum muriaticum 9 CH
Écoulement très abondant ;
Perte du goût et de l'odorat ;
Concomitance éventuelle d'herpès.

Natrum sulfuricum 9 CH
Rhume des foins avec démangeaisons sur le visage (le nez surtout).

Nux vomica 9 CH
Nez bouché la nuit ;
Le nez coule le matin ;
Éternuements abondants.

Pulsatilla 9 CH
Écoulement virant de l'incolore au jaune verdâtre, non irritant ;
Perte du goût et de l'odorat ;
Les symptômes varient d'un moment à l'autre de la journée.

Sabadilla 9 CH
Écoulement aqueux irritant le nez et les yeux ;
Éternuements violents ;

Yeux rouges;

Aggravation par l'odeur des fleurs.

RUBÉOLE

Lors du premier examen prénatal, le médecin demande systématiquement le « sérodiagnostic de la rubéole ». Il s'agit d'une analyse de sang qui permet de savoir si vous êtes immunisée contre cette maladie, soit parce que vous l'avez déjà eue, soit parce que vous avez été vaccinée.

Le virus de la rubéole est dangereux s'il est contracté au moment de l'élaboration des organes du fœtus, principalement: cœur, yeux et système auditif. Le risque est important au cours du premier trimestre, il devient négligeable à partir du cinquième mois.

Si, avant la grossesse, un test a montré un taux élevé d'anticorps à deux examens successifs réalisés dans le même laboratoire, vous êtes immunisée: il n'y aura aucun problème. Si le test est bas ou négatif vous n'êtes pas immunisée. Un test sera refait chaque mois pendant votre grossesse pour bien vérifier que vous n'avez pas été en contact avec le virus.

Le vaccin contre la rubéole ne peut pas être fait pendant la grossesse.

En cas de rubéole pendant la période dangereuse, vous devrez décider avec votre médecin de la meilleure marche à suivre en ce qui concerne la grossesse. Prenez en outre 3 granules trois fois par jour des deux médicaments suivants:

Pulsatilla 9 CH
Qui couvre habituellement les symptômes de la rubéole.

Mercurius solubilis 9 CH
À ajouter en raison de la présence de ganglions.

SAIGNEMENT

Voir Hémorragie.

SALIVATION

En cas de salivation intense due à la grossesse, prenez 3 granules trois fois par jour, jusqu'à amélioration, de:

Kreosotum 9 CH
Voir aussi Aphtes, Gingivite, Nausées et vomissements.

SCIATIQUE

La grossesse provoque souvent une compression du nerf sciatique. Dans ce cas prenez 3 granules des deux médicaments suivants trois fois par jour, jusqu'à amélioration:

Arnica montana 9 CH

Magnesia phosphorica 9 CH

SEINS

L'allaitement naturel représente un des plus beaux gestes qui soit. Les contre-indications sont exceptionnelles. Le soin local des mamelons doit être fait régulièrement à l'aide de la crème au *Calendula*, ce qui évite la plupart des inconvénients. S'ils se produisent malgré tout, prenez 3 granules trois fois par jour de l'un (ou plusieurs, si vous hésitez) des médicaments qui suivent, jusqu'à guérison. Si vous allaitez n'ayez aucune inquiétude, les médicaments homéopathiques sont sans danger et ils ne passent pas dans le lait maternel.

• **Problèmes d'allaitement**

Bryonia alba 9 CH
Les seins sont engorgés et douloureux;
La douleur est améliorée par la pression du soutien-gorge.

China rubra 9 CH
En cas de fatigue due à l'allaitement.

Phellandrium 9 CH
Les seins et les mamelons sont douloureux pendant la tétée;
Les douleurs persistent et deviennent même intolérables entre les tétées.
(Prenez 3 granules dix minutes avant chaque tétée.)

Pulsatilla 9 CH
En cas d'un excès de lait.

Urtica urens 9 CH
En cas de lait insuffisant.

• **Crevasses des seins**

Graphites 9 CH
Crevasses avec fond jaune et écoulement comme du miel.

Nitricum acidum 9 CH
Crevasses avec fond sanguinolent.

⊘ Traitement local

Pommade au Castor equi
En application locale matin et soir, pour la crevasse simple.

Calendula officinalis teinture mère
À badigeonner en cas de plaie infectée.

- ## Abcès du sein

Belladonna 9 CH
Stade de début;
Le sein est rouge et chaud;
Douleurs battantes.

Bryonia alba 9 CH
Stade de début;
Le sein est dur et chaud;
Amélioration par la pression forte.

Hepar sulfuris calcareum 4 CH
Abcès avec écoulement de pus irritant la peau.

Silicea 9 CH
En cas de tendance à la chronicité.

- ## Sevrage

Ricinus 30 CH
Un tube-dose par jour pendant trois à quatre jours fera cesser les montées de lait.
Une fois que vous aurez décidé le sevrage, donnez exclusivement le biberon, ne laissez plus le bébé téter car chaque succion entraîne une montée de lait.

Pour les coups sur les seins, voir Traumatismes.

SEVRAGE

Voir Seins.

SEXUELS (TROUBLES)

Prenez 3 granules trois fois par jour jusqu'à amélioration, du médicament sélectionné :

- ### Manque de désir

  Sepia 9 CH

- ### Excitation sexuelle

  Platina 9 CH

  Après l'accouchement, les rapports peuvent être repris au bout de quatre à six semaines.

- ### Douleurs au niveau d'une cicatrice d'épisiotomie

  Staphysagria 9 CH

SIDA

Le virus du SIDA se transmet de la mère au bébé pendant la grossesse.

L'homéopathie a un rôle à jouer chez les personnes séropositives et qui n'ont pas encore de symptômes, ainsi que chez les personnes ayant une forme débutante.

Le cas échéant, voyez votre médecin homéopathe.

SOMMEIL

Voir Insomnie, Somnolence.

SOMNOLENCE

Prenez 3 granules trois fois par jour de l'un (ou plusieurs, si vous hésitez) des médicaments suivants, jusqu'à guérison :

Lycopodium clavatum 9 CH
Somnolence après les repas ;
On se sent mal en se réveillant de la sieste.

Nux moschata 9 CH
Somnolence irrésistible ;
Tendance aux malaises.

Nux vomica 9 CH
Somnolence après les repas;
Une sieste, même courte, remet en forme.

SUITES DE COUCHES

Voir Accouchement.

TABAC

Pour vous déshabituer du tabac, demandez à votre pharmacien des dilutions homéopathiques du tabac que vous fumez. Laissez-lui une de vos cigarettes et demandez:

Isopathique 9 CH (5 tubes)
Prenez 3 granules chaque fois que vous avez l'intention de fumer. Vous noterez progressivement une diminution de l'envie. N'abandonnez pas les granules afin de pouvoir fumer!

TENSION ARTÉRIELLE

Le chiffre normal de la tension artérielle chez une femme enceinte se situe entre 9 et 12.

• Hypotension artérielle

Si vous avez en dessous de 9, prenez:

Sepia officinalis 9 CH
3 granules trois fois par jour jusqu'à amélioration.

• Hypertension arterielle

Si votre tension artérielle est au-dessus de 12, suivez scrupuleusement la prescription de votre médecin (sans trop vous inquiéter car les ennuis sérieux ne commencent qu'à 15/9).

TÊTE (MAL DE)

Voir Céphalée

TOXOPLASMOSE

La toxoplasmose, maladie bénigne et habituellement sans symptôme, est due à un parasite. Elle est sans danger chez les personnes qui ne sont pas enceintes. En revanche, en cas de grossesse, la toxoplasmose peut entraîner des malformations chez le fœtus, surtout au niveau oculaire et cérébral. Le parasite passe dans le sang de la mère et traverse le placenta, surtout au cours des deux derniers trimestres. Les antibiotiques peuvent le combattre, en revanche il n'existe pas de vaccin. Si, au cours du premier examen, le taux d'anticorps est bas, il vous faudra refaire l'analyse chaque mois et prendre un traitement en cas d'élévation de ce taux.

La prévention se fait en observant les quelques règles suivantes:

- Faites bien cuire la viande;
- Lavez soigneusement les légumes;
- N'oubliez pas de vous laver les mains avant chaque repas;
- Ne caressez pas les chats;
- Signalez à votre médecin tout état d'allure grippale.

TRANSPIRATION

En cas de transpiration abondante et facile depuis un accouchement, prendre 3 granules trois fois par jour jusqu'à amélioration de:

Kalium carbonicum 9 CH

TRAUMATISMES

Prenez 3 granules trois fois par jour de l'un (ou plusieurs, si vous hésitez) des médicaments suivants, jusqu'à guérison:

Arnica montana 9 CH
Pour tous les traumatismes et coups sans plaie;
Douleurs musculaires aggravées par le toucher;
Ecchymoses;
À commencer immédiatement après le coup (empêche l'apparition de l'hématome);
À utiliser préventivement en cas d'effort musculaire.

Bellis perennis 9 CH
Douleurs après un coup reçu sur le sein;
Sensation comme si le sein était engorgé.

Hypericum perforatum 9 CH
En cas de coup ou de coupure sur une partie très innervée (comme le bout des doigts);
En cas de coup sur le coccyx;
La douleur semble remonter le long d'un nerf.

Ledum palustre 9 CH

En cas de piqûre ou de morsure d'animal;

En cas de coup porté près de l'œil (coup de poing, balle de tennis). Évite l'œil « au beurre noir ».

Rhus toxicodendron 9 CH

Traumatisme des tendons;

Entorse.

Staphysagria 9 CH

Coupure par instrument tranchant.

⟩ Traitement local

Appliquez à l'aide d'une compresse :

Arnica montana teinture mère sur les « coups » sans plaie.

Calendula officinalis teinture mère sur les « coups » avec plaie, même infectée.

TRISTESSE

Prenez 3 granules trois fois par jour de l'un des médicaments suivants, jusqu'à amélioration :

- **Pendant la grossesse ou après l'accouchement**

Sepia officinalis 9 CH

Si vous regrettez de ne plus être enceinte, si vous avez la nostalgie de la période où vous étiez enceinte ajoutez :

Ignatia amara 9 CH

- **Pendant l'allaitement**

Pulsatilla 9 CH

Voir aussi Dépression nerveuse.

URINAIRES (PROBLÈMES)

Prenez 3 granules trois fois par jour de l'un des médicaments suivants, jusqu'à amélioration :

- Pendant la grossesse

Causticum 9 CH
Perte des urines en toussant, en riant, en marchant.

- Pendant l'accouchement

Causticum 9 CH
Rétention des urines.

Nux vomica 9 CH
Besoin plus ou moins permanent d'uriner.

- Après l'accouchement

Arnica montana 9 CH
Miction goutte à goutte.

Causticum 9 CH
Rétention ou fuite urinaire.

Staphysagria 9 CH
Besoins impérieux d'uriner.

Voir aussi Albumine, Cystite.

UTÉRUS

Prenez 3 granules trois fois par jour de l'un des médicaments suivants, jusqu'à amélioration :

- Pendant la grossesse

Bellis perennis 9 CH
Sensation que l'utérus est comprimé.

Helonias dioïca 9 CH
Conscience d'avoir un utérus (la patiente peut en dessiner les contours).

Gelsemium sempervirens 9 CH
Pour accompagner un cerclage du col.

- **Après l'accouchement**

Helonias dioïca 9 CH
L'utérus descend un peu ;
Sensation de percevoir les contours de l'utérus.

Podophyllum peltatum 9 CH
L'utérus descend un peu à l'effort.

Voir aussi Accouchement, Avortement, Douleurs, Rectum.

VARICES

L'homéopathie est efficace sur les symptômes provoqués par les varices et non sur les varices elles-mêmes. Elles disparaîtront spontanément après le premier ou le deuxième accouchement. Prenez 3 granules trois fois par jour de l'un des médicaments suivants, jusqu'à amélioration :

Arsenicum album 9 CH
Douleurs brûlantes des varices, surtout la nuit.

Bellis perennis 9 CH
Varices de la grossesse rendant la marche difficile.

Graphites 9 CH
Varices avec démangeaisons.

Hamamelis virginiana 9 CH
Varices douloureuses, sensibles au toucher ;
Le moindre choc crée des « bleus ».

Millefolium 9 CH
Les varices ont tendance à saigner.

Pulsatilla 9 CH
Varices avec aspect marbré de la peau.

Vipera redi 9 CH
Varices avec gonflement des jambes ;
Amélioration en surélevant les jambes.

VERGETURES

Les vergetures correspondent à des ruptures des fibres élastiques de la peau, elles sont donc indélébiles. Il vaut mieux tenter de les prévenir (voir page 28).

Prenez 3 granules trois fois par jour de l'un des médicaments suivants, jusqu'à guérison :

Calcarea fluorica 9 CH
À titre préventif, pendant les trois derniers mois de la grossesse.

Graphites 9 CH
En cas de vergetures constituées, pendant trois mois, pour les atténuer.

VERTIGES

Les vertiges doivent disparaître rapidement avec le traitement homéopathique. Sinon consultez votre médecin.

Prenez 3 granules trois fois par jour, ou toutes les heures selon l'intensité, de l'un (ou plusieurs, si vous hésitez) des médicaments suivants, jusqu'à amélioration :

Bryonia alba 9 CH
Vertiges au moindre mouvement ;
Tendance à tomber en arrière ;
Aggravation en se levant (d'un siège ou du lit).

Cocculus indicus 9 CH
Vertiges et nausées par le mouvement (en voiture) ;
Également par la vue du mouvement ;
Aggravées au grand air.

Conium maculatum 9 CH
Vertiges en tournant la tête sur le côté ;
Également en se tournant dans le lit ;
En bougeant les yeux ;
Améliorés en fermant les yeux.

Nux vomica 9 CH
Vertiges avec troubles digestifs ;
Aggravation par l'alcool et le café.

Sepia officinalis 9 CH
Si votre tension artérielle est basse.

Theridion currassavicum 9 CH
Vertiges au moindre bruit;
Aggravation en fermant les yeux.

VÉSICULE BILIAIRE

En cas de complications biliaires pendant la grossesse (douleurs de la vésicule, teint jaune) prenez 3 granules trois fois par jour, jusqu'à amélioration, de:

Chelidonium majus 9 CH.

VOMISSEMENTS

Voir Nausées et vomissements.

Votre trousse d'urgence homéopathique

Voici la liste des médicaments dont vous pouvez avoir besoin de façon assez courante.

- Gelsemium sempervirens 9 CH
- Hepar sulfuris calcareum 9 CH
- Ignatia amara 9 CH
- Kalium bichromicum 9 CH
- Lachesis mutus 9 CH
- Lycopodium clavatum 9 CH
- Magnesia phosphorica 9 CH
- Mercurius solubilis 9 CH
- Nux vomica 9 CH
- Phosphorus 9 CH
- Pulsatilla 9 CH
- Sepia 9 CH
- Silicea 9 CH

Les globules et les doses de granules sont à laisser fondre lentement sous la langue, sans croquer ni avaler. On peut consommer de la menthe à distance des prises de médicaments. Évitez les produits contenant du camphre.

Demain et tous les autres jours...

Vous êtes mère ! Est-ce un garçon ou une fille ? Quel prénom avez-vous choisi ?

Si c'est votre premier accouchement vous connaissez enfin la joie d'être femme dans sa plénitude.

C'est la maturité du couple qui se joue en ce moment, et l'avenir de votre enfant : vous avez commencé à l'éduquer dès que vous l'avez pris dans vos bras en prononçant quelques paroles qui n'appartiennent qu'à vous deux, dès que vous avez cherché à déchiffrer ses petites grimaces, dès que vous avez commencé à l'allaiter. Aidez-le à grandir et vous apprendrez encore quelque chose de la vie.

Nous vous laissons en famille…

Table des matières